別讓**沉默殺手**毀了你！不用藥物的養生提案……療癒力

Amazon 4.5顆星 好評推薦

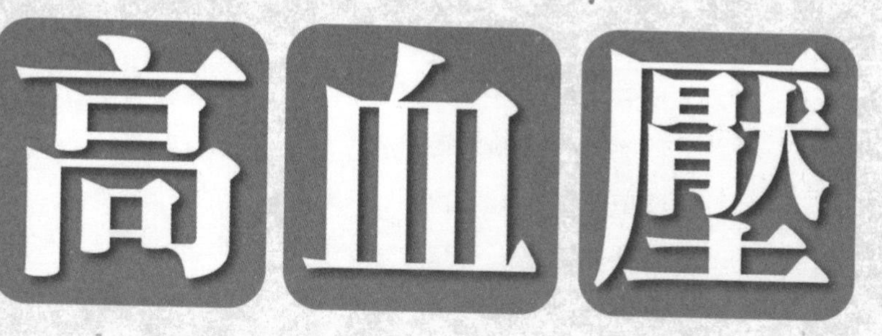

關於高血壓 醫生可能不會說的事

May Not Tell you about

拒絕沉默殺手──高血壓

擊退中風、心臟病、糖尿病、腎臟病的

革命性飲食提案

Hypertension

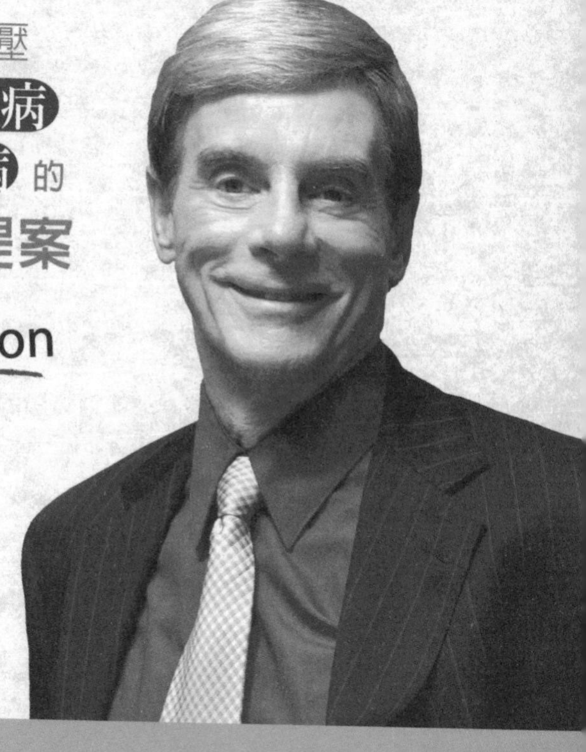

The Revolutionary Nutrition and Lifestyle Program to Help Fight High Blood Pressure

CONTENTS 目錄

4 總審訂專序 / 歐忠儒醫學博士

6 編譯序與導讀 / 林曉凌醫師

10 推薦序一 / 李心允老師

12 推薦序二 / 侯榮原院長

14 推薦序三 / 陳皇光院長

16 國外醫界名人五顆星誠摯推薦

18 免責聲明

19 致謝

21 前言 **今天起，勇敢拒絕沉默殺手**

這可能不知道，超過5000萬的美國人患有高血壓，這個「沉默殺手」大大增加罹患中風、心臟病、鬱血性心臟衰竭、腎衰竭、視力減退等疾病風險……

25 第 1 章 **高血壓，一個無聲的未爆彈**

高血壓通常被稱作「沉默殺手」，因為通常沒有明顯症狀。患者一般感受不到什麼不尋常，而且沒有意識到身體有何不妥，直到已經造成大規模傷害。

35 第 2 章 **醫生，是什麼導致血壓飆高？**

內皮損傷顯然是引發高血壓的重要原因，可以說內皮細胞功能失調的出現，通常預告了心血管疾病的開始。

59 第 3 章 **營養素：有效降壓的多元方案**

令人驚奇地發現，已有1000多篇報告，研究關於維生素、礦物質、草藥、抗氧化劑，和其他保健食品的降血壓方法，效果甚至和藥品一樣好。

95 第 4 章 **高血壓療癒十步驟**

無數的食品和補充品，可以有效緩解高血壓，作為長期計畫中的一部分，綜合正規醫學和替代醫療的精華部分，在看診同時，推薦給想要找回健康的患者。

總審訂專序 | 找回健康，突破性的高血壓預防策略

高血壓與心血管代謝疾病盛行率高居不下，發生年齡不斷下修，顯示多數現代人深陷高度風險因子之中，這些風險因子必然與現代人的生活型態息息相關，尤其受到西方飲食文化影響，使得潛伏其中的健康危機在各地「流行」。

不意外的，身為亞洲醫療水準第一名的台灣，健康管理、疾病預防與歐美醫學機構相同，將高血壓等心血管代謝疾病的早期評估、預防和照護方案，列為首要的健康管理方向之一。

但如何正確為多數處於非疾病狀態下的亞健康民眾，和那些醫師常告訴您還不嚴重，等到症狀更嚴重時再處理，和已經有高血壓、心血管代謝疾病的朋友們，規劃適合的預防策略或治療方案？

作者馬克・休斯頓醫師（Mark Houston, MD）為美國高血壓及血管生理學協會（Hypertension Institute and Vascular Biology）執行長，也是美國新興的功能醫學醫師，在協助人們對抗高血壓、心血管疾病上不遺餘力，且從不藏私與大眾分享所學。

本人與他熟識多年，在 2015 年，因緣際會透過瀚仕功能醫學研究中心舉辦研討會，邀請馬克醫師來台授課，再度與馬克醫師進行深入交流，獲益良多。很高興國內少數鑽研功能醫學的林曉凌醫師促成此書出版，期望以她十多年在台大醫院和功能醫學經驗，能妙手回春，造福更多瀕臨心血管疾病懸崖的民眾。這將是一本有趣且具革命性的書，突破舊觀念帶來全新思維！

本書旨在讓大眾了解高血壓的重要性。心血管代謝疾病的根本原因，在於血管受傷與修復之間的失衡，因血管內皮功能失調（Endothelial Dysfunction）讓血管順應性（Vascular Compilance）變差，造成血管壓力增加使血壓上升，這個程序通常是漫長又沈默的。

但幸運的是，在高血壓症狀出現之前的血管內皮功能損傷、血管僵硬度的改變，都是可以經由正確的照護調理逆轉的！也就是說，在病灶形成前的十幾年內，都有機會逆轉人生。另外，多數人認為心血管疾病的發生是由於血管腔病變，只關注血管阻塞多少的結果論，然而血管壁內皮功能的損傷，才是最根本的病因，血管無時無刻都在面臨無數的風險刺激（Infinite Insult），但身體卻只能做出有限反應（Finite Response），往往血管從一個無辜的旁觀者變成是受害者。當血管內皮功能失調多年後，隨之而來的即是血管的僵硬、結構的改變、疾病的發生。因此在林醫師服務的瀚仕診所，都非常關注客戶的血管內皮功能、血管是否柔軟，有彈性的血管，才能對抗如潮水般的血流分秒衝擊血管壁。

看完這本書後，相信讀者能學習除了少鹽、減肥、運動、攝取充足的鎂和鉀之外，更多突破性的解決途徑。針對高血壓的客戶，如何正確的量測血壓？只量手臂血壓夠嗎？手臂血壓能代表接近心臟的大動脈血壓？有沒有關注夜間睡覺時的血壓浮動？有沒有根據體質不同，選擇不同的高血壓藥？不同的血壓藥是否應該在不同的時段服用？裡頭都有詳細說明。

另外，在科學及臨床研究中，都顯示特定的食物、營養素，可安全無副作用有降低高血壓的功能。看馬克・休斯頓醫師娓娓道來，如何配合適當藥物和使用全天然營養素，搭配精心調配的食譜，以減少藥物副作用、開心輕鬆無負擔的方式控制高血壓。

英國肯邦大學醫學博士
美國環宇大學東西方自然醫學研究所教授
美國自然醫學會認證醫師
瀚仕功能醫學研究中心創辦人
中華功能醫學協會理事長

歐忠儒 Dr. O

編譯序與導讀｜遠離致命的沉默殺手，找回身體健康自主權

想像一下，如果你周遭有 5,000 萬個人身上正揹著致命的不定時炸彈，他們可能隨時會面臨永辭人世的風險，甚至你可能就是其中之一。遺憾的，其中只有四分之一的人意識到這個危險的存在，而獲得妥善照護的人數比例卻是更低。一旦發生風險時，這些人背後所代表的千萬個家庭，可能就此陷入因為照護所造成的心理傷痛、經濟損失、以及無法預期終點的體力疲勞。其實這個景象，就是美國社會中的現實，而這個致命的沉默殺手，就是高血壓！同樣的景象在台灣，同樣持續存在著，根據統計，十八歲以上民眾高血壓盛行率達 23.7%，而血管的傷害更是與國人的十大死因息息相關。

我個人的行醫生涯裡，經常遇到患者因為不同生理因素而致成高血壓，這些被判定出病徵的族群其實是幸運的。因為及早診斷出這種「沒有早期徵狀的致命疾病」的存在，至少能夠獲得及早的妥善治療。不斷更新的《高血壓治療指引》也一直提醒臨床醫師各式藥物組合與治療目標。但病人每天日常生活即可留意改善的飲食選擇、運動習慣與身心紓壓，卻鮮少有人關注。

2015 年，瀚仕功能醫學研究中心特別邀請令人敬重的馬克．休斯頓醫師來台演講，一位心血管專科醫師在使用標準藥物治療病人多年後，開始尋找更全人的更自然的輔助療法，累積多年專業研究的醫療心得與令人興奮的臨床成果，馬克．休斯頓醫師懇切的向所有醫療同業提出開放性醫療思維、向高血壓患者提出積極性飲食建議，藉以避免中風、心臟病、糖尿病和腎臟病的高度風險。

這樣專業的醫師寫出一本《關於高血壓，醫生可能不會說的事》，內容詳細說明患者除了接受醫師建議服用藥物外，同時注意飲食與營養、開始運動，身體健康便會往正向發展。這與我十多年來致力於預防醫學的學習收穫十分契合，我很樂於向國人

介紹這本經典的存在。

這是本有關對抗高血壓的營養與生活計畫的革命性書籍，有著科學的基礎，高度效率，而且全方位的養生計畫，是基於休士頓醫師已經有成功驗證的全天然方程式。全書引導讀者認識高血壓的危機、明白高血壓的生成原因，這是解除高血壓不定時炸彈的開始。為讓讀者能夠在百忙之餘關注自己的身體健康，我提供一些導讀摘要，讓大家找到自己有興趣的內容，進而能夠完整明白如何擺脫高血壓的困擾。

第一章探討高血壓的成因，以及對人類健康的潛藏傷害，知道壓力怎樣傷害健康、血壓太高怎麼因應。並提出十大預防高血壓建議，這些觀點對於重視健康的讀者相當重要。

心臟每天跳動十萬次、一生跳動超過二十五億次，流經身體的血液大約有一百萬個汽油桶之多，但究竟是什麼原因導致血壓飆高呢？第二章談到許多讓心臟過度運作的不利因素，以及高血壓的分類，和高血壓對血管系統、心臟、大腦的損害。甚至連被稱為「大腦的橡皮擦」病症的阿茲海默症都跟高血壓有關，這可怕的事實，足以讓最不在乎健康的年輕人都會感到驚悚。

明白高血壓對人類健康的危害後，休士頓博士為了改善自己心臟健康和減緩老化，找出除了藥物之外的替代療法，他從上千份文獻中發現維生素、礦物質、草藥、抗氧化劑和其他營養保健品的降血壓方法，效果甚至和標準藥品一樣好。在第三章的內容陳述中，他分享了他的發現：完整食物和完整食物的萃取物效果極優，而選擇性地使用個別維生素，抗氧化劑，或營養補充品等也會相當有幫助。

定期回診看醫生、採用改良版 DASH 飲食、使用 VasoGuard 營養治療、經常運動、維持理想體重、舒緩生活壓力、減少攝取酒精、減少咖啡因、告別吸菸和菸草、必要的話使用標準藥品，是第四章對高血壓改善的十大建議。雖然休士頓博士提出透過飲食改善健康，但是也強調服用標準藥品仍是醫療必要程序。

對於因為愛好美食而有高血壓症狀的人，第五章的內容會讓他們產生莫大的欣慰。基於現代醫學之父希波克拉底說：「食物是最好的醫藥」，本章建議透過正確的飲食習慣，就可以使血壓回到正常。而改變的原則則是在於蔬菜水果的增量、減少穀類的攝取，以及少吃肉、魚和家禽。此外，增加全穀類和含有豐富Omega-3 脂肪酸的食物，同時減少鈉和飽和脂肪的攝取量，都能減少罹病風險。

那麼，該怎麼吃才是比較好的方式呢？第六章教讀者如何設計出自己的食譜，像是補充鉀、最大化鎂攝取量、增加鈣跟鋅、增加蛋白質攝取量、去掉脂肪，以及降低飽和脂肪和反式脂肪酸的攝取量。當然，還得要小心碳水化合物、增加纖維攝入量，並且小心咖啡因和酒精對高血壓的促成！

第七章探討如何運動能有益心血管系統、該做什麼類型運動和達成運動計畫的十大技巧。第八章提出為生活減壓的方法，像是世界上超過四百萬人學習的超覺靜坐冥想，都能對生活減壓產生功效，進而能夠舒減壓力，可以有效減緩新陳代謝、降低心搏率和肌肉緊張，並降低血壓到更健康的水平。

有意思的是，休士頓博士直到第九章才提出如果有必要醫療的話，需要考慮到何時要開處方箋、各種抗血壓藥物的類型和優缺點。像是常見的鈣離子阻斷劑（CCBS）、血管張力素轉換酶抑制劑（ACEIs）等，並且還透露了「醫生術語解密」，藉以瞭解醫生或藥劑師談論，或是在藥品包裝上所看到的字眼用意。

最終，大量深入探討了高血壓和血管系統的奧秘，研究營養素和高血壓之間的關聯性，檢視了用於對抗這種疾病的藥物後，作者提出一些高血壓的基本要點，提醒醫師同業和患者這個疾病的可怕性，以及藥物的副作用，最後再度提出可以使用各種食物和營養補充品，它們可以像單一降壓藥一樣有效的降低血壓。

全書對高血壓的介紹及治療，展現出休士頓博士長期投入心力研究後所具有超人的知識觀點，結合廣泛的研究結論歸納出易懂的飲食、運動、生活規律原則，讓原本擔心揹負不定時炸彈的人們，能夠提前認知到危險的存在，知道怎麼以單純可行的生活調整方式達到個人健康目標。這樣的一本好書，我推薦給華人世界，期望讓高血壓對身體健康的危害能獲得有效遏抑！

深深祝福大家！

無限感恩！

現任瀚仕國際抗衰老中心院長
現任台大醫院家庭醫學部兼任主治醫師
國立臺灣大學預防醫學研究所碩士
國立臺灣大學醫學系醫學士
美國功能醫學院會員醫師

林曉凌 Dr. Lin

推薦序 | 掌握健康選擇權

坐在診間聽到醫生說自己有慢性病，需要長期用藥，通常我們最想知道的是，現在可不可以先不要吃藥？如果真的吃藥，以後有沒有機會停藥？可惜，健康並不是一個是非題，所以通常沒辦法在醫生口中聽到我們想要的答案。

雖然大家都知道，遇到問題的時候，應該要面對而不是逃避，但這份無助的恐懼，總是吞沒很多人的信心，有時會選擇在網路上蒐尋可能的資訊、在電視上找尋不同的可能性、在朋友間嘗試其他的治療方法，各式各樣片段訊息的堆疊，反而讓自己更不知所措，正因如此，我一直持續致力於健康飲食的推廣，很開心看到《關於高血壓，醫生可能不會說的事》這本書推出，唯有正視自己的身體，了解生理數值的變化，觀察生活習慣的細節，發現造成問題的根源，便能徹底翻轉現在的身體狀態。

慢性病中的高血壓，不僅在美國發生情形越來越普遍，依衛生福利部國民健康署調查顯示，台灣每四個人就有一位高血壓，估計罹患高血壓的民眾達 462 萬人，更令人擔憂的是，高血壓的發生年紀並非全是中老年人，十八至三十九歲的年齡層也已有超過 36 萬人罹患高血壓，因為年紀輕反而更容易輕忽血壓的狀況，調查也顯示，這個年齡層對於高血壓的自知率為 34.2%，意思是至少有 24 萬個年輕人並不清楚自己有高血壓的問題；然而，高血壓會增加未來罹患中風、心臟病及腎臟病的危險，感謝藉由這本書所傳遞的知識，讓大家清楚血壓數值對自己的意義，也明白如何有效幫助自己調控血壓。

在這本書中，大家會探索到許多營養素的可貴，像是維生素、礦物質、植物生化素、草本萃取物及抗氧化劑，這些營養補充的效果甚至和藥品一樣好，所以正確的使用營養輔助能幫助高血壓的治癒，而在真實的健康飲食教學中我也發現，大部分人僅僅改變了飲食模式、生活習慣，或者強化了營養補充，就能讓血壓回穩，這些都是真實可見的，無論年紀、不論男女，只要能依照正確的模式調整，血壓是可以漸漸回到正軌的。

當我們想到健康飲食，常常會認定健康等於缺乏美味，而美味的餐點總是不太健康，書中分享了怎麼在原本的飲食中做出調整，讓我們在熟悉的味道中添加健康的元素，更積極的朋友可以按照書中的原則，開發出屬於自己的創意料理，對於油脂總是敬謝不敏的心血管疾病患者也有福了，Omega369 的好油不但對於心臟、血管有幫助，還可以創造出美味的料理與甜品，選擇好的油、適當的比例、正確的用法，便能同時享受美味與健康！找幾個熱愛料理的朋友一起吧！無限的想像和創意，會讓飲食充滿樂趣，調整血壓的日子會變得多采多姿、充滿新意！

在課堂上我常常分享——最偉大的醫生在廚房，當你看到這本書，記得一定要分享給你家中專屬的大廚，全家人的健康都掌握在他的手中，享受健康是一件幸福的事，追求健康的路也會是快樂的，所以我們的飲食和生活，並不會因為逆轉高血壓而受到限制，事實上，還會因此看見更多的選擇，開始懂得選擇身體所需要的營養、選擇適合自己的生活模式，因為期望擁有健康，正是我們做出的第一個選擇！

非常感謝林曉凌醫師，致力於預防醫學的研究，貢獻自己所學回饋社會，我在林醫師身上學習到許多無私付出的精神，感謝她完成了這本書的編譯，相信這本書能讓更多人重新體驗健康的感受，重新掌握健康的選擇權。

台大食科所碩士暨食品技師
健康飲食專家
李心允

推薦序 | 整合性高血壓新療法

高血壓是全球普遍性的健康問題，很多人有高血壓而不知道。即使知道有高血壓，二分之一至三分之二的人沒有接受治療或妥善控制高血壓。持續高血壓導致將來得到心臟病、腦中風、腎衰竭等風險增加。為什麼有高血壓，卻不接受治療？可能病人本身和醫師都有責任。病人對高血壓本質認識不清楚，大部分因為沒有症狀，而忽略其危險性；醫師（尤其在台灣）無法撥出足夠的時間對病人做衛教，敦促病人改變飲食、生活型態甚至減肥，卻直接以藥物治療為主。很多病人因為擔心吃藥有副作用，或無法長期吃藥而中斷治療。

馬克・休士頓醫師的著作《關於高血壓，醫生可能不會說的事》，是一本詳述高血壓的本質，並且提出營養素補充、飲食控制、運動及紓壓可有效控制血壓之建議，有必要時可使用降血壓藥物的好書。書寫方式是以病人的角度來看「高血壓」，所以遣詞用字盡量避免專業術語，無法避免時也會加以解釋。作者具專業背景（內科、心臟科專科醫師、營養學專家，又有豐富的研究經驗及學術成就），以口語化的方式完成本書。它有專業內容，又簡單易懂，適合一般人閱讀之外，更適合成為專業人士（如醫師及護理人員）的口袋書籍，肯定獲益良多。

歐忠儒博士及林曉凌院長，把休士頓醫師的這本好書翻譯成中文出版，對推廣高血壓預防及治療是一大助力。在台灣的醫療環境，一般民眾發現血壓高的機會很多，但是接受適當治療的不到三分之一。在現今健保主導醫療的情況下，即使接受治療，大部分醫師會以藥物治療為主，而忽略了飲食控制、補充營養素、運動、減重、紓壓的重要性。休士頓醫師在書中詳述了很多營養素，可以有效地降低血壓，例如鎂可以降低 2 毫米汞柱，大蒜素可以降低 5~8 毫米汞柱，維生素 C 可以降低 11 毫米汞柱，輔酶 Q10 可以降低 14 毫米汞柱。富含鈣、鉀、鎂的食物，及芹菜等亦可降低血壓。作者推薦已被證實有效降低血壓的得舒飲食（DASH Diet 及 DASH II diet），他設計了可以有效降壓及保護心血管的營養元素配方 VasoGuard 療法，提供高血壓病人使用。運動、紓壓也有助於控制血壓。改良的得舒飲食、VasoGuard 療法、運動、減肥是高血壓自然療法的支柱。

休士頓醫師不反對用藥物治療高血壓，但是擺在第二線，「有必要時」才使用標準血壓藥。原因是藥物可能會有副作用，而且部分藥物很昂貴。休士頓醫師的治療高血壓邏輯不一定適用於台灣的醫療環境。但不管是醫師、護理人員或高血壓患者，都可以詳讀本書，知道如何整合性地治療高血壓。至於如何抉擇，是以「自然療法」或「藥物治療」為主，單看個人的選擇。

中華民國心臟學會專科醫師
美國抗衰老學院 (A4M) 專科醫師、院士
高雄健和診所醫師、院長
侯榮原 Dr.

推薦序｜預防疾病，增強身體機能的養身方案

近年來，國人十大死因除了人人聞之色變的惡性腫瘤，排除事故傷害與慢性肝病之後，幾乎都是心血管相關疾病及併發症。心臟病與腦血管疾病高居十大死因第二及第三位，高血壓相關疾病與糖尿病分居第八死亡人數及第五名，而分居第四、七及第十位的肺炎、下呼道疾病與慢性腎病，也幾乎都是心血管疾病的併發症。心血管疾病是高盛行率及高死亡率的疾病，整體威脅健康的重要性遠超過惡性腫瘤，所以是國人及全世界都應該特別關注的重大健康議題。

高血壓雖然為國人所熟知，但舉凡血壓該如何測量、高血壓的診斷標準、高血壓標的器官的併發症、危險因子、服藥方法與預防保養方法，民眾多半一知半解。經常錯把血壓數值當作焦慮的來源，或者把不相關的症狀當作是高血壓所引起。對於高血壓引起的視網膜病變、腦血管阻塞破裂（中風）、冠狀動脈性心臟病（心絞痛與心肌梗塞）、慢性腎衰竭（尿毒症）與周邊動脈阻塞，這些重大併發症無所知悉，所以經常出現這些重大併發症，甚至猝死時，才突然驚覺血壓控制的重要性。

由於醫學的發展，早就有非常多效果良好的降血壓藥物，可供醫師處方即給予病患服用，但最近這幾年出版的高血治療指引，除了提供明確的診斷分類、治療目標，把重心都放在藥物治療，非常缺乏飲食、運動及心理的指導。高血壓的形成與血管硬化的危險因子（血脂、血糖與發炎指標）、血液中的電解質、不良生活習慣（飲食、吸菸與酗酒）、荷爾蒙與壓力息息相關，藥物雖能控制血壓的數值，也帶來預防併發症的好處，但是無法解決血壓惡化的原因，也必須考慮藥物帶來的副作用。

人體血壓升高的原因，是血管狹窄硬化造成各器官血液灌流不足，身體所啟動的一連串生理反應，所以不能只是關注於血壓的數值，而忽略到各器官日後正常的功能運作，所以從飲

食、生活習慣、壓力紓解與運動各方面的全面改變，才能徹底解決高血壓對身體的危害，甚至還能預防更多疾病與增強身體的機能。

我很開心地能看到由馬克．休斯頓博士等人所編寫的《關於高血壓，醫生可能不會說的事》，因為這本書非常鉅細靡遺地告訴讀者高血壓形成的原因、診斷方法、測量方法、藥物治療方法，更難能可貴的是，提供了非常多飲食、運動與舒壓的建議。最令人驚喜的是，我非常喜歡作者的營養學概念：從日常飲食就可找到控制高血壓所需要的營養素與食材。這是一般民眾與醫療專業人員作為高血壓控制的好幫手，非常值得推薦。

譯者林曉凌醫師是筆者多年好友，學有專精，一直從事預防醫學的推展工作。這幾年除了撰寫預防醫學的書籍，更費心介紹國外的好書給國內的讀者，讓專業人員及一般民眾受益良多，在此表達謝意。

台大預防醫學研究所公共衛生學博士
國泰健康管理預防醫學部部長
國泰功醫診所院長
陳皇光 Dr.

國外醫界名人五顆星誠摯推薦！

Amazon 4.5顆星好評推薦

一個突破性的計畫。每個想要預防、甚至逆轉高血壓的患者，都應該要讀這本書。

——美國保健品協會總裁兼執行長
艾倫．蒙哥馬利（AllenMontgomery ,R.Ph）

絕對必備的讀物……休士頓博士對於高血壓飲食因素的非凡理解，明顯貫徹全書。這本書提供一個明確可行的最佳降壓替代方案。

——《舊石器時代飲食》作者
勞倫．可登博士（Loren Cordain ,Ph.D）

真正超群……一本可以幫助挽救生命的作品。它展現預防醫學所能提供的最佳個人化方案……這是一本必讀好書。

——美國營養學院院士（FACN）
認證營養師（CNS）、功能醫學研究所主席
傑佛瑞．布蘭德博士（Jeffrey Bland ,Ph.D）

這是我讀過有關高血壓和營養方面，最新最全面的書……由該領域中最權威的人物所寫。買一本給自己，還有一本給醫生！

——《讓營養變簡單》作者
羅伯特．凱楊（Robert Crayhon ,M.S.）

休斯頓博士讓傳統補充品和替代療法易於理解，為讀者展示了多元的高血壓管理選擇方案。

——藥學博士、自然標準創辦人、草本藥物期刊編輯
凱瑟琳．烏布利希（Catherine Ulbricht ,R.Ph）

休斯頓博士帶給大家一個簡單、易於理解的指引……，這本書是大眾和臨床醫生的必備書籍……，每個人的書架都要放上一本！

——醫學博士、美國家庭醫師學會會員 (F.A.A.F.P.)
邁阿密大學家庭醫學科臨床助理教授
貝恩德 · 沃斯雷格 (Bernd Wollschlaeger ,M.D.)

一本令人印象深刻的高血壓書籍，內容豐富又易讀。

——南加大醫學與藥學博士
布蘭特 · 艾根（Brent M.Egan ,M.D.）

免責聲明

本書並不打算成為受過專業訓練者或醫療建議的替代品。

關於健康問題，建議與家庭醫師或專業人士進行諮商，特別是攸關可能需要診斷、就醫的事項。

致謝 I

本書獻給我的父母，R.R. 和瑪麗・露絲・休斯頓（Mary Ruth Houston），和我的妻子羅麗・海斯（Laurie Hays），感謝他們一直以來的支持。

我還要感謝莫妮卡・庫特（Monica Coote, CN），協助本書食譜。

What Your Doctor

The Revolutionary Nutrition and Lifestyle Program to Help Fight High Blood Pressure

May Not Tell you about

前言

今天起，勇敢拒絕沉默殺手

你可能不知道，超過 5000 萬的美國人患有高血壓，這個「沉默殺手」大大增加罹患中風、心臟病、鬱血性心臟衰竭、腎衰竭、視力減退等疾病風險……

超過 5,000 萬美國人患有高血壓，這個「沉默殺手」大大增加罹患中風、心臟病、鬱血性心臟衰竭、腎衰竭、視力減退等疾病風險。

醫生們不得不小心監控高血壓，因為它對身體極具破壞和侵略性，而且可能隨時失控。

如果患有高血壓，醫生會定期檢查，並可能開出一個或以上的降壓藥。假使有過胖情形，醫生也會建議減至理想體重，力行規律運動、飲食等各種健康生活方式。

理論上來說，這種方法應該是相當成功的——對許多人來說也的確如此。

然而，不幸的是，由於背後有相當多的副作用和藥物成本，這種做法幾乎沒有達到預期成效。幾乎有 1/3 患者不知道自己患有高血壓，即使知道的人，超過一半沒有得到適當治療，超過 5,000 萬名罹患高血壓的美國人當中，僅僅不到 1,400 萬人獲得控制！

我們需要擴展高血壓療法，尋找新的、接受度高且價格低廉，可以很容易地融入人們生活的治療方法。

幸運的是，確實有這種治療方法，但大多數醫生要嘛不知道，不然就是沒有將這種資訊，傳達給他們的病人。不管是哪一種，醫生都不會告訴你，大量研究顯示，鎂、鉀、鈣、維生素 C、Omega-3 脂肪酸、橄欖油、輔酶 Q10，以及其他常見的食物、營養補充品等，都可以幫助降低收縮壓 10 毫米汞柱以上！他們也不會向你解釋，橄欖油、維生素 C 和其他物質，可能會降低舒張壓 5 毫米汞柱以上！

這令人印象深刻的數字——正是醫師開立標準藥品時，所希望看到的。而且這些減少血壓的方式，並沒有強烈的副作用或成本過高的問題。

請不要誤解，控制血壓的藥品對人類而言十分受益，它們已經挽救了無數生命。但是，**就像生活中的一切事物一樣，藥物有自己的極限。醫生應該告訴患者其他非藥物的方法，這就是為什麼我要寫這本書。**

接下來的章節，將帶你了解一個令人振奮的新視野：高血壓是什麼，它又如何傷害我們，同時學習一些具有療效的食物和補充品，該如何在日常飲食中運用，尤其是可以幫助控制血壓的飲食。

本書的所有資訊，都具有堅實的科學立論基礎，包括如何藉由運動減輕壓力，以及改善生活習慣。

如果你問一般醫生有關營養素和高血壓，他肯定會告訴你：「少吃鹽、減肥、運動，還有攝取充足的鈣和鉀。」這是個好建議，但僅僅是個開始。

是時候進入二十一世紀了，以一個全新、改良、更加深入的方式征服高血壓，而且一勞永逸。

What Your Doctor

The Revolutionary Nutrition and Lifestyle Program to Help Fight High Blood Pressure

May Not Tell you about

chapter *1*

高血壓，一個無聲的未爆彈

高血壓通常被稱作「沉默殺手」，因為通常沒有明顯症狀。患者一般感受不到什麼不尋常，而且沒有意識到身體有何不妥，直到已經造成大規模的傷害。

就算藥物有用，也不是治療高血壓的最佳方案。

我們需要新的方法，天然安全、有效全面，並且容易接受的方式。一種不僅能無副作用的降低血壓，也可以提升動脈血管的健康，且永遠持續的好方法。

「嗶—嗶—嗶—嗶—」一個女人靜靜的躺在病床上，房間裡唯一的聲音是心臟監測器的嗶嗶聲，彷彿宣告這顆心臟即將走進最後的安息。

一名五十六歲男子，上班途中突然倒在繁忙的大街上。他的臉部扭曲痛苦，公事包掉在地上，痛苦的摀住頭部，在撞擊到地面之前就死了。

一位老婦人躺在醫院病床上等待洗腎，每週三次的治療讓她幾乎精疲力竭，但是不洗腎，她就會死掉。

擁有三個孩子的父親，坐在安樂椅上深深嘆息，無言凝視窗外。他放棄心愛的高爾夫，因為心臟已經無法承受這種運動，而且再也沒有力量了。這是真的，即使95%的時間都待在高爾夫球車上，他也沒有力氣揮出一桿。

雖然每個人都為不同疾病所苦，但是他們都死於相同的起始狀況——高血壓。

高血壓通常被稱作「沉默殺手」，因為通常沒有明顯症狀，直到血壓非常高。患者通常感受不到什麼不尋常，而且沒有意識到身體有何不妥，直到已經造成大規模傷害。

但是不要搞錯了：高血壓是一名殺手。如果未受控制，就會有中風、心臟病發作、心臟和腎功能衰竭的風險。而且，只要血壓有一點上升，風險就會增加。

根據壓力高低，中風機率可能高達七至十倍，罹患冠狀動脈心臟病（心血管堵塞）的機率是三倍，而鬱血性心臟衰竭機率，則是六倍。[1]

高血壓完全沒有疼痛或其他任何警訊，這讓輕中度高血壓顯得相當陰險。正如腿斷了，你會知道，而且一定會痛，然後急著找醫生，照照 X 光和治療。同樣的，如果胃的賁門沒有做好自己的工作，就會感到火燒心，隨後就是翻藥箱找制酸劑。如果支氣管痙攣、哮喘發作，也一定會抓緊著吸入器。但是，因為看不到、聞不到、嘗不到，甚至感覺不到高血壓的種種跡象，以致人們很容易忽略它。

和意外事故不同（這是排名第三的死亡原因，僅次於心臟病和癌症），美國超過 5,000 萬人口，每四個成年人就有一個高血壓。這是醫生所見最多的病症，也往往是開立處方箋最多的一種疾病。然而，高血壓的發展不曾停止：單就 1999 年，高血壓造成近 43,000 名美國人死亡，也是造成 227,000 名其他死亡原因的主要因素。

因為通常無症狀，高血壓也是我們最疏於進行治療的疾病之一。幾乎 1/3 的高血壓患者（1,500 萬美國人）甚至不知道他們患有高血壓，因此什麼預防或治療都沒做。

更糟的是，當 3,500 萬知道自己有高血壓的人，只有 1,310 萬人進行適當治療，另外 740 萬則是沒有接受任何治療，這**簡直就是數量驚人的走動型定時炸彈！** 5,000 萬的高血壓患者中，只有 1,370 萬人——區區 27.4% ——既知自己患有高血壓，而且也得到良好控制。

過高壓力如何傷害我們？

「為什麼血壓升高很重要？」畢竟，當血液的總量不改變時，紅血球還是會輸送氧氣，白血球還是具有保護作用。從高血壓患者和健康者身上收集血液樣本，在顯微鏡下看起來都一樣。

問題在於，心血管系統承受了太大壓力，其中包括心臟和血管（動脈、靜脈、微血管），動脈運送血液遠離心臟，而靜脈攜帶血液回到心臟，微血管則實際提供血液給組織。

面對高血壓時，我們主要關心動脈，因為它們首當其衝，要承擔心臟跳動時所施加的壓力。正因如此，動脈比較厚，具有彈性，有肌肉壁能夠舒張、敞開通道。另一方面，靜脈管壁較薄，不容易被高血壓損傷，因為靜脈通常不會承受相同壓力。

若是心血管系統有太多壓力，將有害身體。

血液對血管壁過多的壓力，可能會損壞重要的內襯（就是內皮）。而且實際上遠比聽起來的還更危險，因為構成內皮的細胞所分泌的激素和物質，可以協助控制血壓、血液粘性、血管壁生長，以及其他與心血管健康至關的重要因素。

內皮損傷，會加速血管硬化（動脈粥狀硬化），這本來是隨著年齡增長而影響所有人的過程，動脈的硬化及窄化，使得動脈越來越難以提供身體足夠的氧氣和營養，也就是說，組織器官可能因此損壞。

例如，如果眼睛的動脈折損，視力可能會受到影響；如果腎臟動脈受損，可能有腎臟疾病或腎功能衰竭而需要洗腎；如果供應心臟肌肉的動脈血管受損，就可能引發心臟堵塞；如果大腦動脈受到影響，就可能引發中風。（更詳盡解釋，請參見第二章）。

如何知道血壓過高？

既然通常不會感到疼痛或任何症狀，可能不會意識到身上有這麼一個問題，所以定期體檢、檢查血壓，成了至關重要的一環。

醫生或護士通常會用血壓計測量血壓，那是一個有很大臂環，連到一個看起來就像超大溫度計的測量設備。臂環圍繞受測者的上臂，緊貼包裹後充氣，直到它阻斷手臂大動脈的血流（肱動脈），然後臂環慢慢洩氣，醫生或護士再用聽診器，仔細聽微弱但清晰的聲音，那就是血液再次通過動脈的敲擊聲。醫師聽到這個聲音時，就進行讀取血壓計的毫米汞柱讀數（mmHg）。首先讀到的是收縮壓（SBP），這是每次心臟跳動時，血液施加動脈壁的壓力。

隨著臂環持續放鬆，聲音也跟著改變，當他們不再聽到聲音時，就是另一個讀數：舒張壓（DBP），那是兩次心跳中的休息期間，血液施加動脈壁的壓力。整體讀數用一個分數表示，上面是收縮壓，下方是舒張壓，比如 120/80。

高血壓，是指大部分或所有時間的血壓都超過正常範圍的狀況，小於 120/80 毫米汞柱為正常血壓，120~130/80~90 為高血壓前期，收縮壓 140 毫米汞柱以上或舒張壓 90 毫米汞柱以上，就會被認定是高血壓。

原發性高血壓，是沒有明確或已知原因的高血壓，這種情況大約占 90~95%，雖然病因不明，但往往發生在家族之中，顯然有遺傳因素。續發性高血壓，因另一種病症或條件所引發的高血壓，如腎臟疾病、腫瘤、內分泌系統疾病、腎臟動脈堵塞、肥胖、主動脈狹窄、各種罕見疾病，還有使用某些處方藥或成藥造成的。

探索你的血壓

除了聽第一聲和最後一聲之外，血壓還有很多資訊，不只是「聲音開關」而已。當醫生釋放臂環壓力時，聲音變化有五個階段，就是所謂的柯氏音：

第一階段：微弱但清晰的敲擊聲，逐漸變得更加激烈。

第二階段：聽到嗖嗖聲或雜音。

第三階段：聲音變得更清晰、更強烈。

第四階段：聲音變得低沉柔和。

第五階段：聲音消失。

正常與異常

這裡有十八歲以上官方的血壓判讀數據，直接節錄全國聯合委員會的第七次報告，有關預防、檢測、評估，以及高血壓的治療（簡稱 JNC7），[2] 由各負盛名的專家小組們共同制定，用於治療高血壓的標準。

正常血壓：收縮壓小於 120，舒張壓小於 80。

高血壓前期：收縮壓 120~139 或舒張壓 80~89。

只要收縮壓高於 139，或舒張壓高於 89，就被判斷罹患高血壓。而高血壓有兩個階段：

輕度高血壓：收縮壓 140~159，或舒張壓 90~99。

重度高血壓：收縮壓大於或等於 160，或舒張壓大於或等於 100。

雖然對於各期的分界線是否需要調整，依然眾說紛紜，但是各大醫療機構對問題的嚴重性，則是異口同聲。

比如美國心臟協會，採用三種分類：小於 120/80 是正常成人血壓，120~139/80~89 屬於高血壓前期，需要仔細監控，140/90 或以上才是高血壓。但是不要以為如果是輕度高血壓，就可以比較輕鬆，或是沒有什麼好擔心。

最新研究顯示，**即使是輕度高血壓，比起血壓正常或正常偏高的人來說，心臟病發作的風險仍高出 31%**，中風的風險幾乎是兩倍，死亡率也高出 43%。事實上，高血壓引起的疾病、殘疾和死亡，大約有 60% 發生在輕度高血壓當中，即使收縮壓小於 140，因高血壓相關的心臟疾病而死亡者，也有 32%。

爲什麼解決不了問題？

單單就美國超過 5,000 萬的患者來看，高血壓顯然已經是一項刻不容緩的健康議題。

這也難怪，製藥公司花費數十億美元，開發許多種降壓藥，聯邦政府也資助許多研究找尋新療法。但是，這些患有高血壓的人，只有不到 1/3 的人在控制之下。

對於問題的真切認知是一個重要因素，那些知道自己患有高血壓卻不願乖乖吃藥，還有乾脆什麼也不做的人數，可說多到驚人。其實，差不多有一半的高血壓患者，甚至從來沒有拿過處方箋。

很大一部分，正因為**藥物的成本與潛在副作用，包括疲勞、憂鬱、性功能障礙、遲鈍、口乾、咳嗽、頭暈、頭痛、噁心、腹瀉、便秘、皮疹、搔癢、潮紅、和腳踝或小腿水腫等**，但不管什麼原因，數以千萬計高血壓未受控制的人走來走去，沉默殺手正在削弱他們的動脈，加重心臟負擔，侵蝕大腦血管，減弱視力，並蠶食他們的腎臟。不過，這一切原本都是可避免的，因為高血壓藥物實際上可以很好的控制疾病。

尋找安全、自然又有效的替代方案

然而，就算藥物有用，也不是治療高血壓的最佳方案。

我們需要新的方法，天然安全、有效全面，並且容易接受的方式。一種不僅能無副作用的降低血壓，也可以提升動脈血管的健康，且永遠持續的好方法。

那就是我在「高血壓研究所」發展出來的高血壓研究計畫，過去十三年中，已經治療成千上萬的患者。

不久以前，我就像其他的高血壓和內科專科醫生一樣，定期為患者開立最新的藥品處方箋。我做的一切都是對的：身為（也將繼續是）范德比爾特大學醫學院（Vanderbilt University School of Medicine）的助理臨床教授，也是田納西州納什維爾高血壓研究所（Hypertension Institute in Nashville,Tennessee）主任，我在那裡的聖托馬斯醫療集團（Saint Thomas Medical Group）和聖托馬斯醫院（Saint Thomas Hospital）工作。至今發表超過 75 篇和高血壓相關的研究報告，超過 120 篇的醫療文章，並撰寫了兩本高血壓相關治療和心血管生理學的使用手冊。同時擔任許多醫學期刊的顧問與編審，如美國醫學協會、新英格蘭醫學期刊、內科醫學檔案、美國高血壓期刊與人類高血壓期刊。

儘管我的正統醫學基礎相當穩固，但仍開始尋找替代療法，因為想為自己設計出一種包含年齡管理、心臟健康、血管健康的完整計畫，加入營養、補充品和保健品（具有藥用或治療用途的食品或補充品），既然知道正統醫學未能充分解決這些問題，因而轉而尋求替代醫學和整合醫學，試圖從其他領域尋找一些提示。

當我越讀越多，驚奇地發現大量有說服力的基礎科學和臨床研究，證實某些維生素、礦物質、營養保健品、膳食補充品，以及其他與食品相關的物質，可以做到我想要的健康計畫。

其中尤其對於高血壓的研究，印象特別深刻，根據這些科學研究，許多食物、抗氧化劑、類黃酮、脂肪酸、維生素、礦物質，巨量和微量營養素，都可以相對快速的降低血壓，既安全又沒有副作用，例如維生素 C 可以降低收縮壓達 11 毫米汞柱，而輔酶 Q10 可降低到驚人的 14 毫米汞柱！

當我讀到這些針對高血壓的有利影響，開始提供新病人治療上的選擇。我告訴他們：「你想要標準的藥物控制？還是願意嘗試自然療法，例如維生素、礦物質、其他補充劑，加上飲食和運動？或者，有第三種選擇——這兩種方法的組合？」每個人都選擇組合療法，當他們感到安全適當之時，就會想轉移到全天然的方法。

歷經數年，我建立了一長串保健食品的名單，可以顯著安全地降低血壓，而沒有藥物常見的副作用。我將這些組合起來，提出了所謂「VasoGuard 療法」，是降低高血壓的全天然且有效的科學性組合。你可以在不同的超市、藥局、健康食品店購買到我的組合。[3]（第四章將討論 VasoGuard 治療）

但是，補充品只是這個答案的一部分而已，因為任何優良的降血壓計畫，還必須包括 DASH-I 和 DASH-II 飲食。

DASH-I 飲食，強調蔬菜水果和低脂乳製品，也強調減少飽和脂肪、膽固醇和總脂肪含量；DASH-II 飲食則包含上述元素，再增加限制鈉的條件。兩者都被證實能顯著降低血壓，特別是 DASH-II，兩者都受到美國心臟協會、JNC、WHO，還有國際、歐美高血壓機構所認可。（DASH 飲食詳見第五章）

「VasoGuard 治療法」，在我的高血壓研究計畫中，採用了修正的 DASH 飲食。針對以上幾點，再加入其他飲食措施，包括運動、減肥、減壓、戒酒和咖啡因、戒菸，加上合理的使用藥品，這些元素共同組成了現今控制高血壓最安全且最有效的方法。

嚴謹科學實證的 VasoGuard 治療法

作為一名醫生和科學家，我已經進行了大量嚴謹的高血壓研究，發表超過120篇的醫學期刊，絕對不會認可不成熟的觀點，直到具有科學文獻的支持，還要加上現實生活中的大規模驗證，因此一點都不擔心這些營養素、膳食補充品、維生素、礦物質和營養保健品對高血壓的療效。

大量醫學文獻與研究，都有相當正面的結論，超過 1,000 篇以上的文獻，顯示各種天然物質和食品的降血壓功效。第三章中，會敘述一些最重要的研究成果。

但是「VasoGuard 治療法」的保健營養品不單經過嚴格的科

學驗證，DASH 飲食和高血壓研究計畫的其他部分，也都有人進行深入研究。因此，我可以毫無保留的保證，這個計畫是基於真正的科學：可不是牽強附會亂編的點子。

完整的高血壓研究計畫

雖然有些人只採用 VasoGuard 的補充品，忽略計畫的其他部分，但是仍必須強調，沒有一種神奇藥丸可以瞬間治癒高血壓。

控制高血壓，是一個終生的戰鬥，涉及到全心投入本書提及的所有元素：修正 DASH 飲食、運動、維持理想體重、合理限制酒精和咖啡因、戒菸，還有計畫的其它部分。但是，一旦作出這些承諾，血壓可以顯著下降，對於健康將有數不盡的好處。

以下是計畫的十個要點：

1、定期看醫生。

2、採用修正的 DASH 飲食。

3、使用 VasoGuard 治療法。

4、規律運動。

5、維持理想體重。

6、消除生活壓力。

7、減少酒精攝取，適量就好。

8、削減咖啡因。

9、戒菸和所有菸草產品。

10、使用必要的藥物。

現在，已經簡單介紹了高血壓研究計畫的基礎。接下來，讓我們先來看看是什麼導致血壓的升高。

chapter 2

醫生，是什麼導致血壓飆高？

高血壓就是內皮發生問題，就像海浪最終會侵蝕岩石，因為動脈推動血液，造成不斷的摩擦，因而損害血管內皮細胞。

> 當談論到血壓升高，第一個想到的正是心臟，畢竟很多因素都發生在心臟。
>
> 心臟每分鐘跳動六十到九十次，等於一天約十萬次。以平均數計算，心臟一生至少跳動超過二十五億次，流經整個身體的血液，大約有約一百萬個汽油桶。

人類心臟每分鐘跳動約六十到八十次，打出新鮮含氧血液，通過主動脈與大動脈後，再流到全身，其中一部分血液，流到越來越小的動脈網絡，蜿蜒通過胸部、手臂、頸部和頭部；另一部分的血液則流到肝臟、腎臟和其他身體的中間區域，而剩下的血液則穿過主動脈到動脈分支，繼續下行到下半身。

不管是哪個目的地，血液都沿著類似路徑：從主動脈開始，自較大動脈通往較小的，最後在微血管進行氧氣和營養物質的交換，攜回細胞的代謝廢物。

當這些工作完成後，血液從靜脈回到心臟。整個過程都需要依靠心臟不斷跳動，以維持系統中壓力的恆定。

何謂管道系統

當談論到血壓升高，第一個想到的正是心臟，畢竟很多因素都發生在心臟。

心臟每分鐘跳動六十到九十次，等於一天約十萬次。以平均數計算，心臟一生至少跳動超過二十五億次，流經整個身體的血液，大約有約一百萬個汽油桶。但是也有很多發生在血管，自動而精確地提供組織需要的血液量多寡。

總之，**心臟和血管組成的心血管系統，是一個複雜而高效**

率的系統，可提供體內每一個細胞氧氣和營養物質，並且交換或回收它們製造的廢棄物。

心臟基本上有四個腔室，被肌肉包覆。使用過後的血液，會從全身進入右上腔（右心房），只停留很短暫的時間，就降到右下腔（右心室）。當心臟跳動時（心臟周圍的肌肉壓縮），右心室中使用過的血液，會從心臟流出，進入肺動脈釋放二氧化碳，交換新鮮的氧氣並返回心臟。

現在第二次進入心臟，富含氧氣的血液進入左上腔（左心房），停留不久就降到左下腔（左心室）。左心室是心臟的實際工作站，在這裡將新鮮的血液完全推出心臟，通過一長串難以置信的動脈，通過全身流到肢體和器官。

一般通常認為，動脈和靜脈就像房子的水管，只是躺在那裡被動的等待血液通過。但**血管系統不只是管道，它具有器官的功能，就像心臟一樣，有一連串必須執行的任務，以確保血液流動順暢**。就像所有的組織一樣可能會被破壞，而導致特定的重要身體功能出差錯。

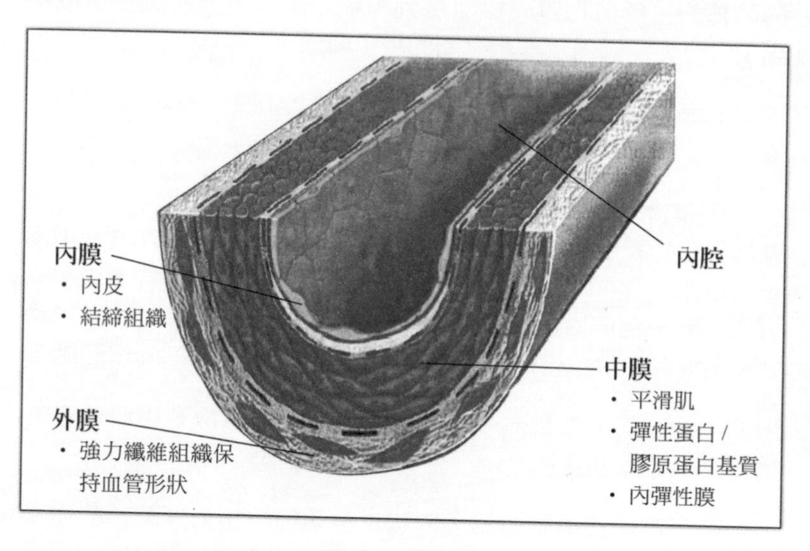

圖一：動脈壁

雖然血管系統是動脈和靜脈組成，真正影響高血壓的問題出在動脈。

從以上「動脈圖」可以看到，動脈不是一個固定厚度的「動脈構件」，而是由好幾層的物質所組成，各有不同功能、任務和不同的弱點。處理高血壓時，主要看的是動脈最內層的襯裡——又被稱為內皮——與肌肉基質。

內皮（endothelium），可說是一種內分泌器官[1]，也就是說它會在局部製造，並直接分泌激素到血液中。這些激素會傳遞信息以指示動脈、血液、身體組織，和其他器官必須要做或不要做的各種事情。

內皮是一個相當大的器官，事實上可說是人體中最大的器官，將近二點五公斤重。如果從動脈將內皮剝離出來攤平，面積大約會有 1,300 平方公尺，約為六點五個網球場大小！

除了釋放多種激素和其他物質，內皮細胞提供流動的血液，與動脈壁肌肉之間的物理屏障。這些細胞緊密交織，就像貼滿瓷磚的檯面。任何物質要從血液到組織中，不是通過這些內皮細胞，就是要穿過內皮細胞之間的微小間隙。

動脈壁內緊貼內皮之後的組織，稱為中膜（media），是一層可以依照需求，收縮和放鬆的平滑肌細胞。

中膜會依照內皮的指令活動，擠壓動脈通道變狹窄，或放鬆壓力讓動脈擴張，而內皮隨時監視環境，檢查血壓和其他因素來下指令。當有問題時，血管內皮細胞就會發出特定的激素和介質來調整，例如血壓過高，內皮會釋放一氧化氮（NO），以通知中膜放鬆。當中膜停止擠壓，動脈放寬，血壓回到安全範圍。

另一方面，如果內皮查覺血壓過低，會釋放令中膜收縮的物質，而提高血壓。

除了收縮和擴張血管，內皮也有助於控制負責凝血的血小板，決定血液黏稠度、白血球是否會黏在動脈壁、發炎的過程、血管肌肉的生長、厚薄與僵硬程度，以及其它的重要因子。

內皮的另一個重要工作，就是幫助控制氧化壓力。氧化壓力有點像生化上的偷竊行為，這些電子不平衡的分子，在體內搶奪其它物質的電子，用以平衡自己；可能會使得偷竊分子「感覺好一點」，但被搶劫的分子卻可能無法正確地工作，導致體細胞和組織的虛弱或破壞。

人體內會生產抗氧化劑來預防（或至少控制）這種破壞，同時應多多攝取含有各種抗氧化劑的食物。

然而身體需要處理的偷竊分子，數量往往太大而造成了氧化壓力，破壞內皮，並促成高血壓。

簡而言之，動脈內壁這層薄薄的細胞，作用就像一個監測校正站，不斷致力於確保血液運作正常。

其他大大小小的管道

以上只提到動脈和靜脈，但心血管系統也有其他類型的管道。含有小動脈、小靜脈和最小的微血管，也是實際上交換氧氣、營養物質和廢物的地方。

系統是這樣運作：新鮮含氧血從心臟流出，通過動脈與小動脈後進入微血管；微血管壁僅由一層的內皮細胞組成，因此氧氣和其他物質很容易從血液流出，並進入微血管所在的細胞。同時，細胞產生的廢物，也從細胞透過內皮流回血液。等完成交換後，缺氧血開始回到心臟，從微血管流入小靜脈，然後到大靜脈，最終達到心臟。

內皮：高血壓的致病主因

高血壓就是內皮發生問題，就像海浪最終會侵蝕岩石，因為動脈推動血液，造成不斷的摩擦，因而損害血管內皮細胞。（內皮也會因為各種因素增加血壓而受損，諸如高血脂、糖尿病、老化，或是遺傳因素。）

由於血管內壓力上升，內皮開始出現小裂紋或病變，身體會試圖修復這些刮痕或裂紋，送出修理軍隊和免疫系統細胞，這就會引起發炎。修復過程中經常出現的缺陷，往往導致修復的內皮部分運作不良，則稱為血管內皮細胞功能失調。

內皮受損的區域，是形成斑塊的主要場所，由膽固醇、脂肪、鈣和細胞碎片所組成的黏性物質。

免疫系統細胞將這片損壞區域，連同脂肪和其他物質一起從動脈壁挖洞埋進去，並建立帽蓋。這一連串的結果，就是動脈粥狀硬化，沉積的斑塊會造成動脈收縮硬化，失去應有的張縮能力，無法讓血壓保持在正常範圍內。因此，**內皮損傷顯然是引發高血壓的重要原因，可以說內皮細胞功能失調的出現，通常預告了心血管疾病的開始**（例如高血壓、動脈粥狀硬化、心臟疾病、中風和其他疾病），並且在血壓開始升高前的幾十年，就開始悄悄發生了。

動脈硬化 VS. 動脈粥狀硬化；栓塞 VS. 血栓

你可能聽說過，醫生同時提及動脈硬化（ARTERIO）和動脈粥樣硬化（ATHERO），說不定還以為這兩者一樣；雖然它們含義接近，但是其實不一樣。

動脈硬化是動脈壁增厚、硬化與鈣化，導致供應組織的血液減少；而動脈粥狀硬化是斑塊在動脈壁沉積，使得動脈壁增厚、纖維化和鈣化，減少血液可流動的空間。這兩者對血管和血壓，都是壞消息。

再來是栓塞（EMBOLUS）和血栓（THROMBUS）：血栓是不動的血塊，會黏附到血管的內壁；栓塞是流動的血塊，最終可能會卡在血管中。

▍什麼是血壓？

血壓（BP）是血液打進循環系統時，血液在動脈內部產生的整個壓力，由兩個因素決定：

1、從心臟壓送出來的血液總量，也稱為血容量或心輸出量（CO）。心臟收縮時，施加的壓力就是收縮壓，一般就是血壓讀數的分子部分（120/80 的 120）。

2、心臟壓送血流時的抵抗力，被稱為全身血管阻力（SVR）。心臟跳動之間的休息期間，就是舒張壓，是血壓讀數的分母（120/80 的 80）。

也許了解血壓的最好方法，就是看看醫學院的公式：

BP = CO x SVR（血壓 = 心輸出量 x 全身血管阻力），說得簡單一點：壓力 = 推力 X 阻力。

換句話說，**血壓等於心臟的正推力乘以動脈的抵抗力**。

要想更加瞭解血壓的運作，可以想成澆花的軟水管：如果只打開水龍頭一點，會沒有太多力量可以推動水，水就只能滴滴答答的滴落地面。但如果把水龍頭全部打開，就可以噴出水管好幾公尺遠；也就是壓力方程式中的心臟推力。

現在，假設打開水龍頭的一半，水管中的水量足夠，但只能噴出幾十公分遠，若把拇指壓在軟管出水口部分，讓管口變小變窄，水就可以噴的很遠。為什麼？因為我們壓住了軟水管讓一端變窄，提供了額外的阻力；也就是壓力方程式中的阻力。

在心血管系統中，**推力取決於每分鐘心臟打出多少血**。如果增加了心臟輸送血液的強度或速度（比如說運動或者激動的時候），就會有更多的血液被送出，而升高血壓。

體內的阻力，代表血液通過動脈的困難度，由動脈肌肉層的硬度和厚度，以及通道（內腔）大小來決定。

如果動脈由於斑塊的積聚或肌肉（肥大）而增厚，或者太硬而不能正確地放鬆，會造成內腔狹窄，使得可以調動的血液變少，增加阻力，因而升高了血壓；但如果動脈壁乾淨，可以按照指令放鬆放寬，會提供血液調動充足的空間，代表血壓能夠保持在正常範圍內。

另一個決定阻力的重要因素，是血液的黏稠度。因為濃厚的血液，會像污泥一樣動作比較慢，需要更多的力量推動。

奇思妙想

舉飛機和船隻的例子可能有點誇張，但可以幫助了解推力和阻力，如何一起作用，並產生壓力。

飛行員可以設定一定速度（推力）駕駛飛機，例如時速六百英里，但天空可能是逆風，阻力會減緩飛機的速度；飛行員可能想要鎖定時速六百英里，但實際上因為風的阻力，可能只有時速五百英里。

也就是說，飛機的實際速度（壓力）是推力和阻力，或說飛機引擎和風力的組合。同樣地，船長可以設定船隻以固定的轉速（推力）航行，但船隻要抵抗水流的阻力（阻力），所以船隻的實際速度（壓力）不是引擎轉速，而是引擎速度減去阻力的速度。

心臟如何運作過度？

當你跑步，或在森林裡遇到熊的時候，心臟會自動加強運作，而明顯增加血壓；這種時候血壓升高是正常的，這樣才能讓新鮮的含氧血，帶著豐富的營養快速到達體內組織，提供需要的動力。

這種情況下即使血壓讀數很高，一旦停止跑步或熊消失了，壓力便會很快的恢復正常，就不算高血壓；**高血壓是心臟經常性的運作過度，而動脈總是處於收縮狹窄的狀態。**

許多因素都可以讓心臟過度運作：

- 動脈狹窄——可能有幾個原因，包括斑塊形成、纖維化、內皮細胞功能異常，或回應神經或內分泌系統的訊息。當動脈狹窄，心臟不得不更加努力的推動血液。

- 過重——脂肪組織就像肌肉或器官一樣，需要血液持續供應。有專家估計，每半公斤脂肪中大約包含一點六公里的微血管，這些微血管都必須充滿血液來滋養脂肪。也就是說，需要額外大量的血液與管道，以運送血液，試想一下，那等於心臟增加了額外二十至三十公斤的負擔！患有高血壓的美國人當中，60％超重，這是個壞消息。不過好消息是，大部分的情況下，減去五至十公斤，就能讓血壓降到正常。

- 情緒壓力——焦慮、興奮、恐懼、憤怒，以及各種形式的壓力，都會讓身體產生戰鬥或逃跑（fight or-flight）機制，爆發腎上腺素急衝到主要器官，增加心搏率、血糖、血脂和血壓，讓人可以面對戰鬥或逃命。壓力不僅增加心搏率，也增強心臟收縮，這兩者都會放大推力。

- 心理因素——積極、衝勁十足、A 型性格，尤其是那些表現出憤怒、嘲諷和敵意的人，都會有較高的心跳率，和更高的心輸出量，導致血壓升高。

- 物理壓力——通常是運動過程中，增加心輸出量而升高血壓，屬於暫時性且有必要的情況。適度運動可以真正有效地降低高血壓，也能減少動脈粥狀硬化、降低血脂，並降低血管阻力。然而，好東西過多也會產生負面影響，過度運動會使血壓增加，並達到危險程度，尤其是那些經常久坐，或沒有好好控制高血壓的人。此外得留意：多年的「沙發馬鈴薯」突然決定要去跑馬拉松的話，血壓可能會上升到危險程度。其它物理壓力，包括：疼痛、熱冷、睡眠不足和疾病，也會升高血壓。

- 抽菸——抽菸對血壓特別嚴重，會增加心肌張力而使心跳率加劇，提高肌肉收縮速度，還會使一氧化碳排擠氧氣，也就是說每單位血液中的氧氣量不足，因而需要更多血液提供相同數量的氧，迫使心臟加倍努力運作，好提供足夠氧氣到達組織。抽菸增加動脈粥狀硬化、心臟病發作、中風和周邊動脈阻塞性疾病（跛行）的風險。

- 荷爾蒙調控——腎素、第二型血管收縮素、內皮素、腎上腺素、正腎上腺素、腎上腺皮質素、醛固酮、緩激肽、前列腺素、抗利尿激素，還有其它很多種物質，都在這個複雜系統中扮演重要角色。當無法正常運作，血容量就會增加，造成心臟的工作負擔。

- 高鈉飲食——鈉把水從腎臟拉回身體裡，對鈉敏感的人就會造成水份滯留。高鈉飲食，也會藉由增加血容量而升高血壓，使原本有這方面傾向的人，產生心臟肥大、蛋白尿、腎病和中風。

- 懷孕——妊娠後期，額外有高達 50%的血液流過動脈，大量地增加心輸出量。一般情況下，會藉由小動脈的擴張而適應，使血管阻力降低，並保持血壓於正常範圍內。例如子癇前症、妊娠毒血症，或子癇症，可能會有中度至重度的血壓增加。

是什麼使血管變窄？

全身動脈會不斷根據任何特定時刻與需求，而略有變寬或變窄，例如瘋狂騎自行車時，圍繞腿部動脈的小肌肉會放鬆，使局部血管擴大，輸送大量血液到達腿部肌肉。

另一方面，一頓大餐之後癱倒在沙發上時，腿部肌肉周圍動脈會收縮，胃部附近則會放鬆，減少血液送到腿部，而將大部分血液送達消化系統。因此，**血管在特定時刻、特定地點的張縮能力，是健康且必要的功能。**

但有時血管會變得永久狹窄，即使需要時，也無法容納額外血量，就會造成問題。引起血管變窄（血管收縮）的因素包括：

- 內皮細胞功能異常——當內皮損壞無法執行工作時，血管會收縮、發炎，甚至可能會破洞；當血管壁變厚、變硬，而無法根據指令張縮，受損區域會更容易造成血栓，以及增加氧化壓力。

- 動脈粥狀硬化——隨著年齡增長，動脈會變窄，使斑塊緩慢沉積，當正常動脈彈性組織被纖維結締組織取代（纖維化），會逐漸失去抵禦能力；當動脈變得更窄更硬時，對於張縮能力就更加困難。

- 血液凝塊——當血液流經有斑塊堵塞的血管，一些血小板可能會卡在突起的斑塊，形成血液凝塊（血栓）。血栓的存在，嚴重限制血流通過動脈，甚至完全堵住。斑塊本身也可能破裂，釋放出凝血物質，可以立即形成血液凝塊。自發性的斑塊破裂，和隨後形成的血塊，都會引發心臟病發作或中風。

- 情緒壓力——壓力刺激交感神經系統，從而收縮血管，同時提高心搏率和血壓。但不只在嚴重的脅迫下才會發生，生活中的大小壓力也會造成。比如說無意打破玻璃所聽到的巨響，或是和老闆談話，都可能升高收縮壓達5~10毫米汞柱，甚至更多。

- 心理因素——憤怒、憤世嫉俗、敵意等負面情緒，會促使血管收縮，增加動脈阻力。

- 吸菸——吸菸會收縮血管，損害血管內皮細胞，促進斑塊形成，並增加血栓的情況，而且都會顯著升高血壓。

- 激素因素——一些提高血液推力的物質，也會增高動脈阻力，包括腎素、血管張力素 II、內皮激素、腎上腺皮質素、腎上腺素、正腎上腺素、醛固酮、緩動素、前列腺素、抗利尿激素等。當這些激素運作失常，可能造成動脈不自然收縮，以及血壓升高。
- 妊娠（子癇前症）——子癇前症既增加血液推力，也增加血管阻力，讓血壓高到不健康的程度。

妊娠高血壓

平均來說，孕婦血壓由於動脈擴張和血管阻力的下降，於初期和中期會下降。但是大約有 10%的孕婦，在妊娠期間會有複雜的高血壓狀況，一般可歸納為以下幾種：

- 妊娠高血壓（PIH）：血壓升高值超過 30/15 毫米汞柱，或在第三孕期高於 140/90，通常發生在懷孕第三十五週後。
- 慢性高血壓：二十週之前，發生的高血壓。
- 子癇前症（妊娠毒血症）：中度至重度的高血壓，通常伴隨水腫（常在手和臉）和尿蛋白。一般在第二十週後出現，典型的是在第三十六週後。
- 子癇：這是子癇前症，加上抽搐或昏迷情況。通常在分娩前或分娩中，或分娩後四十八小時內，都可能發生。未經處理的話，可能導致嬰兒出生體重過輕、早產、產婦腎功能衰竭、抽搐，或是失去寶寶。

因為妊娠期間具有潛在危險，所以針對高血壓需要進行適當的醫療控制。大多數情況下，母親和嬰兒都可以保持健康。

高血壓的種類

當大多數人得知「高血壓不僅僅是血壓升高」這麼簡單時，都會相當驚訝。

其實有超過 70%的案例，是由複雜的代謝症候群所造成，包括過度凝血問題、糖代謝異常、胰島素阻抗、II 型糖尿病、LDL（壞膽固醇）過高、三酸甘油脂過高，和 HDL（好膽固醇）過低等，被稱為「蘋果型肥胖」的腹部脂肪累積，也是高血壓綜合症狀的一部分。

以上所有條件，都會導致動脈受損、動脈粥狀硬化，並增加心血管問題。

因此，儘管「高血壓」和「血壓升高」這兩個詞彙經常互換使用，但是**高血壓實際上是涉及血管結構和功能變化的疾病**，而且與其它心血管危險因素息息相關。

高血壓有兩種主要分類：原發性和繼發性。每一種都有輕度、中度或重度的分別，並且也都可能成為為急性或惡性高血壓。

- 原發性高血壓（也稱為主要高血壓或遺傳性高血壓）——最常見的，約有 90%高血壓患者屬於這種型式。原發性高血壓的血壓升高發展緩慢，而且無聲無息，但如果不受控制的話，可是會給人重重一擊。沒有人知道到底是什麼原因造成，雖然主要是出自遺傳，但是物理環境、情緒和營養因子，也都扮演重要角色。

- 繼發性高血壓——由於另一種疾病或病症，包括肥胖、甲狀腺或腎上腺皮質功能減退、腎臟疾病、腎動脈阻塞、腫瘤，和使用某些藥物的直接結果。這些疾病或病症，增加血管阻力或總血量，而導致高血壓。幸運的是，一旦疾病得到治療，高血壓通常就會消失。繼發性高血壓的原因包括：

  1、肢端肥大症（巨人症）

  2、主動脈狹窄

  3、庫欣氏症候群（過量生產的腎上腺皮質醇，導致代謝失常）

  4、解充血藥

  5、副甲狀腺機能亢進症（太多副甲狀腺荷爾蒙）

  6、腎臟疾病

  7、甘草中毒（食用太多甘草）

  8、口服避孕藥（平均使用七年後，升高 5% 血壓）

  9、嗜鉻細胞瘤

  10、原發性高醛固酮症（太多醛固酮，一種調節血液中鈉鉀平衡的荷爾蒙）

  11、腎血管性高血壓（腎臟疾病導致的高血壓）

  12、睡眠呼吸中止症

  13、甲狀腺疾病（甲狀腺機能亢進或低下）

  14、各種止痛藥，包括非固醇類藥物（例如阿斯匹靈，布洛芬，和 COX-2 抑製劑）

  15、某些毒素，包括酒精和可卡因

  16、減肥藥（如麻黃）

- 急性和惡性高血壓——兩者都屬於醫療緊急情況，可能是從原發性或繼發性高血壓發展而來，特別是未經治療的高血壓。急性高血壓，是原發性高血壓患者的血壓突然飆高。惡性高血壓則是極度危險形式，患者有著非常高的舒張壓（120 毫米汞柱）、視力模糊、嚴重頭痛、視覺障礙和癲癇發作。這會導致鬱血性心臟衰竭、心臟病發作、中風，或急性腎衰竭（腎臟無法正常工作），而且在某些情況下會有致命危機。藉由緊急降低血壓，以及找出並治療其根本病因，是非常重要的關鍵。

白袍高血壓

還有一種相當常見的高血壓，稱作「白袍高血壓」，只發生在醫師診所或醫院，或是緊張焦慮的時候，血壓才會上升到不健康的程度，但在其他時間卻正常。

這不是對醫生過敏，或是因為醫院裡有奇怪氣味；可能因檢測血壓，或知道讀數不佳代表著生病而緊張，所以感到害怕，造成血壓上升。但是通常靜坐一段時間，醫生安撫心情之後，再量測一次時，就可能回復為正常讀數。也有可能在醫院不管怎麼測，血壓依然是持續上升的狀態，但是經由二十四小時動態血壓監測（測量日常一天的血壓高低），則保持在正常範圍內。

一般人可能認為白袍高血壓不算嚴重問題，只是不安緊張時，身體暫時的化學反應。但有一些研究顯示，這和血管阻力的變化、血脂升高、LDL（壞膽固醇）升高、胰島素阻抗等問題有關，之中任何一個因素，都會增加心血管疾病的風險，因此值得備受關注。

爲什麼高血壓如此可怕？

「就算血管內的血液流動過快又怎樣？」

「除了惡性高血壓之外，為什麼我們這麼害怕血壓升高？」

事實上，如果沒有聽說過「高血壓對身體不好」，搞不好還會認為「自己擁有一個強大健康的心臟」。畢竟患有高血壓，即使只坐著什麼都不做，心臟都會跳動得比較有力，正好驗證「運動可以使心臟更加強大？」

不幸的是，情況正好相反。**高血壓不斷重擊人體最重要的器官，包括動脈、心臟、腦、腎臟、眼睛**，如果不及時治療，還可能要了你的命。

讓我們進一步了解，未經處理的高血壓，到底如何蹂躪我們的重要器官。

高血壓對血管系統的損壞

高血壓會攻擊、破壞血管，侵蝕血管內襯，使其失去彈性，並且沉積斑塊，導致內腔變粘變窄，甚至完全堵塞。

高血壓主要攻擊心血管系統的方法，包括：

- 內皮細胞功能失調——血液衝擊內皮，造成單薄的細胞受損，當組織被破壞，就無法執行生化工作，造成血管無法適當的擴張和收縮，導致血小板開始聚集、血塊凝結、持續發炎、血管滲漏，同時增加氧化壓力。

- 動脈粥狀硬化——隨著年齡增長，和血管內皮細胞受到越來越多的破壞，動脈壁會沉積一層斑塊。此外，斑塊會越變越厚，纖維化並鈣化，進而縮小血管內腔，使彈性減弱。雖然一定程度上，每個人都會依據他們的年齡而經歷，但是高血壓會加速這些過程。

- 主動脈瘤——如果長期過多的血液，不斷通過人體最大的動脈，最終導致血管內襯撕裂，外層和中層分離；換句話說，主動脈會從內部縱向剝離。如果持續剝離，直到三層動脈壁通通破裂，可能會因為大量內出血和休克，在不到一個小時內死亡。

高血壓對心臟的損害

如果不盡快進行治療，高血壓會大大增加罹患心臟疾病、心臟併發症，或早期死亡的可能性。

實際上，平均動脈壓每上升 10 毫米汞柱，心血管疾病的風險，就上升 40%。

高血壓主要在兩個方面損害心臟：使其過度工作（導致心臟衰竭），或是堵塞動脈（導致心臟病發作）。

- 心臟衰竭——如果全身動脈變得狹窄，或有斑塊的沉積，心臟就必須加大工作力道，以推動血液。因為這個壓力而增加的工作量，會使動脈逐漸增厚和變硬，最為人所知的就是心臟肥大。這使得心臟效率變低、變弱、變鬆弛，而無法滿足身體需求。當心臟勞累過度，就不能正確工作，開始失去作用。

  最典型的就是左心室肥大，造成呼吸短促、循環時間延長、水份滯留和疲乏。右側心臟衰竭，引發小腿和腳踝關節的腫脹、肝臟腫大，和頸靜脈擴張。

- 冠狀動脈疾病——高血壓患者當中，大約有 80%都具有 HDL（好膽固醇）過低，總膽固醇、三酸甘油脂、LDL 膽固醇（壞膽固醇），和 VLDL（極低密度脂蛋白水平，另一種壞膽固醇）過高的現象。隨著時間推移，這種血脂肪增加和 HDL 降低的狀況，促使心臟自身的動脈內斑塊形成，導致冠狀動脈心臟病。

再加上內皮細胞功能失調、血管異常收縮，以及血液對動脈壁的超高衝擊力，可能會引發心絞痛（胸部、肩部、手臂有窒息般的痛苦，代表心臟缺氧），或是心肌梗塞（一種心臟病發）。

預期壽命和血壓

血壓越高，代表一個人的預期壽命越短。這裡針對三十五歲成年人，依據血壓讀數，所推估出的預期壽命：

血壓 (mmHg)	預期壽命 (歲)
120/80	76
130/90	67 1/2
140/95	62 1/2
150/100	55

高血壓對大腦的損害

高血壓是導致殘廢的主要原因，也是中風的頭號原因。它藉由減弱、耗損腦動脈內壁，加上斑塊堵塞動脈，而導致中風。損壞的內壁，提供斑塊沉積，和血液凝塊的完美據點。

中風可能有以下三種方式：腦部動脈完全堵塞、自由浮動的血栓堵塞，或是破裂，以上都會導向相同樣結果——該區域的動脈缺乏氧氣，而導致腦組織死亡。

高血壓是美國的第三大死亡原因，每三個中風患者，會有一個達到致命危機。

不僅僅是阿茲海默症

有如「大腦橡皮擦」般的病症，剝奪了許多美國人的心智，「阿茲海默症」可說嚇壞了老年人和嬰兒潮那代的人們。

但是**造成美國人老年癡呆的頭號要犯，實際上可能是高血壓導致的血管性癡呆**。這種腦中小動脈疾病，會使人記憶喪失，以及產生類似阿茲海默症的認知、行為，和情感異常。

血管性癡呆，主要由高血壓引起，雖然高膽固醇、糖尿病（第一型或第二型），和血液中高同半胱胺酸也可能是罪魁禍首。

診斷血管性癡呆，最主要是基於病人症狀，加上電腦斷層（CAT 掃描），或核磁共振（MRI）顯示——「腦白質病變」（由於大腦內小動脈的動脈粥狀硬化、血栓、血管收縮，或是其他問題導致的腦組織死亡）。

高血壓對腎臟的損害

高血壓和腎臟之間有一種相互關係——高血壓可能導致腎臟疾病，腎臟疾病也可能會引發高血壓。

腎臟是健康的主要關鍵：它們過濾血液中的廢物，導入尿液中排出。但是未受控制的高血壓，使得腎臟中的血管，在早期出現動脈粥狀硬化，降低氧氣和營養物質的供應，造成腎臟過濾效率變差，毒素積聚在血液中，產生所謂的尿毒症，再一步步進展成腎功能衰竭。

因為無法自我清潔，身體基本上就開始淹沒在自己的廢物中。

高血壓就是這樣觸發腎臟疾病，但也可能是其他方式。腎臟藉由複雜的腎素 - 血管張力素 - 醛固酮系統，在控制血壓中扮演重要角色。簡而言之，腎臟釋放腎素，形成連鎖反應，導致血容量的增加，再加上血管收縮，造就了高血壓的完美條件。

這個工作原理，如下：

- 腎臟分泌腎素進入血液。
- 腎素作用於血管收縮素原，將其轉化為第一型血管收縮素。
- 第一型血管收縮素，接著轉化為第二型血管收縮素，是一種強大的血管收縮劑。這種轉換透過血管收縮素轉換酶（ACE）完成，ACE 在所有的動脈及肺中都有。
- 第二型血管收縮素會收縮血管，導致動脈局部損傷，引發內皮細胞功能失調、血管增生、血液凝塊、氧化壓力，還有其它病症；同時刺激醛固酮的分泌。
- 醛固酮保留腎臟中應該要排出體外的鈉和水，以類似於第二型血管收縮素的方式，損壞動脈。
- 鈉和水被送回到血液中，增加血液體積。結果造成血容量增加，再加上血管收縮，等同於血壓增加。

一個正常身體產生這種連鎖反應，只有在血量或鈉較低，或當身體脫水的情況才會發生。但是如果血壓正常，或者更糟的是，當血壓已經很高，還發生這種狀況，麻煩可就大了。

換句話說，如果腎臟發生問題，在錯誤的時間製造錯誤的酵素，血壓就會向上攀升。

高血壓對眼睛的損害

醫生經常透過眼底鏡，在視網膜看到高血壓的證據。

視網膜是眼底一層細膩的膜，接收水晶體所形成的圖像，然後經由視神經傳送到大腦。如果動脈縮小，硬化的動脈壓迫到靜脈（AV nicking），會從受損的動脈滲漏蛋白質、出血、水腫，還有其他東西進到視網膜（滲漏液）。醫生就是藉此，觀察高血壓的嚴重程度。

高血壓在眼睛所做的事情，和其他地方一樣，血液的多餘衝擊力，破壞供應視網膜的小動脈內皮細胞，導致動脈變窄和增厚，供給視網膜的血液減少，導致動脈粥狀硬化，最終可能使視網膜微血管發生小中風、脂肪堆積，還有視神經腫脹。如果不趕快進行治療，嚴重會導致失明。

令人容易罹患高血壓的原因？

高血壓不是一個機會均等的疾病，絕對有偏好目標。

一些風險因素，可能出自身體的部分組成無法改變，但是絕大多數的因素都可以改善，而且改善後，可以大幅增進健康。

◇無法改變的風險因素

- 年齡——罹患高血壓的風險，隨著年齡的增長而升高。事實上，50％六十歲以上的成人，和 80％七十歲以上的成年人，患有高血壓（尤其是收縮壓）。很可能是由於隨年齡而發展出動脈粥狀硬化，但也可能是因為肥胖、缺少運動、飲食營養習慣不良，或腎功能的普遍低落。
- 遺傳——如果父母任一方有高血壓，自己大概有 25％機會；如果父母雙方都有高血壓，風險則會上升到 50％。五十歲以前罹患高血壓，和遺傳有高度相關，具有家族病史的機率是三點八倍。
- 種族——非裔美國人是高血壓最喜歡的目標：1/3 的非裔美國人有高血壓，只有 1/4 的白種人有高血壓。高血壓也往往發生在年輕的非裔美國人身上，而且比其他種族有較高的罹病率和死亡率。1999 年，每十萬名非裔男性中，高血壓的死亡率是 46.8%，非裔女性為 40.3%，而白種男性 12.8%，白種女性也是 12.8%。

- 性別——不到六十歲的婦女，罹患高血壓的機率比男性低，但是六十歲以後女性會比男性高，尤其是收縮壓。然而從長期來看，女性似乎比男性較少受心血管疾病之苦。

◇可以改變的風險因素

- 酗酒——過量飲酒，會逐步增加收縮壓和舒張壓，對某些人可能就是高血壓的起因。如果有高血壓，最好完全戒酒，但有些人可以容許少量酒精，而無健康疑慮。如果要喝的話，每天啤酒不可超過 720cc，或葡萄酒 300cc、烈酒 60cc。（請注意，我說的是「或」而不是「和」）。

- 吸毒——某些處方藥、成藥，和提神藥品，都會使血壓升高。問問你的醫生，正在服用的任何處方藥或成藥，是否可能升高血壓。至於提神藥品，能避免就完全避免吧！

◇要特別警惕的是：

- 食慾抑制劑和安非他命類藥物。
- 可卡因。
- 腎上腺皮質固醇類，如可體松和類固醇。
- 環孢靈，會抑制免疫系統。
- 解充血藥，如偽麻黃鹼。
- 麻黃（藥草）。
- 紅血球生成素，如貧血藥。
- MAO 抑制劑和硫代二苯胺，如抗憂鬱藥物和抗精神病藥。

- 非類固醇消炎藥（NSAIDS），如阿斯匹靈和布洛芬，這會增加鈉和水份滯留，導致血管收縮。
- COX-2 抑制劑：用於治療骨關節炎的新藥物，會像 NSAIDS 增加血壓，但也許沒那麼嚴重。
- 口服避孕藥：刺激腎素 - 血管張力素 - 醛固酮系統。
- 鈉：不良飲食習慣，除了鈉以外，飽和脂肪、反式脂肪酸、精製碳水化合物、糖和咖啡因，都可能導致高血壓。（第五和第六章會討論飲食）
- 缺乏運動：經常運動，可以降低血壓血脂、血糖、血管阻力，和心血管疾病的風險，還能改善血管內皮功能，及冠狀動脈的血流量，增加肌肉質量，達到減重和減少體脂肪。
- 肥胖：二十至三十歲之間的肥胖，會顯著增加高血壓的風險。幸運的是，只要減去一點體重，就可以降低血壓，減輕心臟負荷，並增加心臟整體效率。
- 吸菸：要戒掉香菸、雪茄、菸斗、鼻菸、嚼菸草等習慣，無論幾歲，戒菸一年內就會改善整體心血管系統。

◇你可能會（也可能不會）改變的風險因素

- 教育和收入——我們還不完全了解原因，不過高教育和高收入的人，往往比較少罹患高血壓。
- 情緒壓力——運動、放鬆、冥想，和釋放壓力的生理 / 心理方法，都可以降低血壓。保持身體和心理健康，至關重要。（第七章和第八章會有詳細內容）
- 繼發性高血壓——繼發性高血壓，是另一個病症或疾病的結果，經常發生在兒童的各種疾病或病症當中。因為無法成功治療其他病症，所產生的高血壓，要直到來源疾病或病症被治療後，才會獲得改善。

是否有任何高血壓的明顯跡象？

判斷是否有高血壓的最好方法，是在醫生診所定期重複檢查準確的血壓讀數。早期高血壓，一般無自覺症狀，直到變嚴重時，才可能會有以下一種或多種症狀：

- 高血壓頭痛（通常發生在後背頸部以上的部分，尤其是早晨醒來時，感覺更糟。）
- 頭暈
- 暫時失去知覺
- 視力模糊
- 胸痛
- 心悸
- 耳鳴
- 單側麻木或無力
- 四肢水腫
- 氣短
- 疲勞
- 鼻血
- 全身疲軟
- 夜間排尿過多

當然，遇到以上相關症狀時，應該立即尋求找醫生，並進行徹底評估。

無論是否與高血壓有關，這些都是嚴重麻煩上身的跡象，務請立即就醫。

chapter *3*

營養素：有效降壓的多元方案

運用營養素等替代療法，找到改善心臟健康和減緩老化的方案。

令人驚奇地發現，已有 1000 多篇報告，研究關於維生素、礦物質、草藥、抗氧化劑，和其他保健食品的降血壓方法，效果甚至和藥品一樣好。

截至目前為止，已經確認維生素C能改善高血壓患者的內皮細胞功能失調，恢復冠心症患者的動脈放鬆狀態。

大量研究清楚證實，結合維生素C和其他抗氧化劑，如維生素E、β-胡蘿蔔素、硒，可以增強降血壓的效能。

幾年前，我決定深入替代療法，希望找到一些改善自己心臟健康和減緩老化的維生素或礦物質。

本來只是想找到一點資料，卻驚奇地發現有1,000多篇報告，研究關於維生素、礦物質、草藥、抗氧化劑，和其他保健食品的降血壓方法，效果甚至和藥品一樣好。

對於患者能有新治療法的可能性，令人欣喜不已，同時擴大了我的探索，更廣泛投入學習所有食物、保健食品，和補充品對高血壓的影響。以下是我所發現的摘要：

1、某些物質（例如鈉、飽和脂肪和反式脂肪酸）攝取過量的話，會導致高血壓的形成及惡化。

2、有些**營養素可以預防、控制和治療高血壓**，像是維生素C、鉀、鎂和輔酶Q10。它們以不同方式運作，主要是透過放鬆動脈，保護血管內襯，和消除危險的氧化物。

3、一般情況下，完整食物和完整食物的萃取物（從整顆蔬菜或水果製成的濃縮食物產品）均優於單一成分補充品（如鎂補充劑）。換句話說，從橘子、檸檬、葡萄柚、木瓜、番石榴、紅椒、香瓜等吃到的維生素C，會比較優質，不是光吃藥丸就好。

4、然而，選擇性地使用個別維生素、抗氧化劑，或是營養補充品，也會有所幫助。不過這些個別的補充品，應該只作為輔助用，不能取代完整的營養。

以上僅是基本觀念，本章將這些發現簡化為易於大眾閱讀的版本，扼要解釋營養品如何對抗高血壓，同時列出一些相關食物，給予攝取量建議。（詳細討論內容參見附錄）

順帶說明，本章只著眼於食物中的有益物質，至於食物中的有害物質，還有完整食物與有效降壓飲食的討論，請參見第五和第六章。

抗血壓的藥物

本章將比較食物和補充品，對於高血壓藥物的增強效果。為了便於了解，附上一些醫生的專業用語。

這並非降壓藥的完整列表，只是書中提到的藥物綱要。（第九章中有高血壓藥物的完整論述）

- 血管張力素轉換酶抑制劑：被稱為 ACE 抑制劑或 ACEIs，藉由干擾血管張力素轉換酶（ACE）協助降血壓。這種酶是腎素 - 血管張力素 - 醛固酮系統的一部分，導致動脈外圍的肌肉收縮，從而升高血壓。
- 血管張力素 II 受體阻斷劑：稱為 ARBs，也是干擾腎素 - 血管張力素 - 醛固酮系統。
- β 受體阻斷劑：藉由減慢心搏率、降低心輸出量，並透過抑制腎素 - 血管張力素 - 醛固酮系統，而降血壓。
- 鈣離子阻斷劑：又稱 CCBs，抑制鈣離子進入動脈周圍的平滑肌，使得肌肉放鬆擴張動脈。
- 中樞 α 受體拮抗劑：抑制交感神經系統的特定影響，從而降低血管阻力，降低血壓。
- 利尿劑：將多餘液體排出體外，放鬆動脈肌肉。
- 血管擴張劑：促進血管放鬆和擴張。

用營養保健品對抗高血壓

先從鉀、鈣和鎂，這幾種早已受醫療機構推薦，有助於控制高血壓的礦物質開始，再繼續探討一些比較新的物質，例如 Omega-3 和 Omega-6 脂肪酸、橄欖油、維生素 C、輔酶 Q10、芹菜、大蒜和大蒜素、海藻、維生素 E、維生素 D、維生素 B_6、鋅、牛磺酸、茄紅素、左旋肉鹼、α-硫辛酸、類黃酮、N-乙醯半胱胺酸、左旋精胺酸、山楂、纖維質和番石榴等。最後，提出一些可能有所幫助的草藥。

＊注意：改變藥物治療方案前，請諮詢你的醫生，開始或停止服用任何補充劑，或是改變劑量之前，也應該先進行檢查評估。

營養素的縮寫

關於有些維生素、礦物質，和營養補充品的單位縮寫，如下所示：

mg= 毫克

mcg= 微克

MEq= 毫當量

IU= 國際單位

◇鉀

早在 1928 年的報告，就指出**提高鉀攝取量，可以降低血壓**。[1]

這項早期觀察，已透過人體研究證實，相較於攝取少量鉀的族群而言，鉀攝取量高的族群，罹患高血壓的比例較少。[2] 大規模的調查顯示，同樣結果適用於個人，而不僅僅是大群體而已。[3]

有趣的是，鉀和高血壓的關連性，似乎在高鈉飲食的群體中最高。那什麼是鉀和鈉之間的關聯性？這兩者在身體內執行的許多功能是相對的，其中包括調節血壓。這意味著，這兩種礦物必須互相平衡：**太多鈉會造成高血壓，而太多鉀則會讓血壓太低**。

美國人的鉀鈉平均攝取比例是 1：2，或更低，也就是說，每吃一單位的鉀，也同時吃進了兩單位的鈉。我們祖先攝取鉀和鈉的比例是 5：1，相比之下，如今攝取的鉀少多了（相對於鈉）。

眾多調查和臨床研究顯示，飲食中的鉀增多時，血壓會下降，[5] 而且並不需要吃很多。高血壓患者每天補充鉀 60 至 120 MEq（或 2,400 至 4,800 毫克），平均可以降低收縮壓 4.4 毫米汞柱，和舒張壓 2.5 毫米汞柱。具有高鈉攝取量、鹽敏感、嚴重高血壓，或是非裔美國人、中國血統的族群等，攝取大量的鉀，對於降壓效果最具效果。[6]

關於鉀的事實

體內含量排第三的鉀元素，大多數都存在細胞內，除了對於高血壓的效果外，鉀還可以降低心臟病發和中風的風險。

- 職責：鉀在體內有多種作用，包括幫助肌肉和神經系統正常運作，它還與鈉和氯協同整個身體的體液分配。
- 缺乏時：雖然我們很少看到鉀嚴重缺乏的症狀，不過很多人都可能體驗過輕微的鉀離子缺乏，舉個例子，如果經歷一段嚴格的限制卡路里攝取，或者使用利尿劑，就可能有一陣子的腹瀉或嘔吐。
- 過量時：如果所有的鉀都是從食物中攝取，不用擔心鉀中毒（超過劑量），除非有腎臟疾病，不過有可能因為礦物質補充品而吃下過多的鉀，所以要小心每天補充量不要超過 100MEq （4,000 毫克）。

＊建議每日鉀攝取量為 100MEq（4,000 毫克）以上，其中從食物中攝取要占大部分，包括綠色蔬菜、堅果、木瓜、棗子、香蕉、甜瓜、番石榴和柑橘類等，或用純氯化鉀鹽替代。

◇鈣

鈣與高血壓的關聯始於水——特別是含有鈣和其他礦物質的硬水。研究人員調查指出，**飲用硬水比喝軟水的人，罹患心血管疾病的比例較低**，如果飲食上有更多的鈣，平均血壓則相對較低，也比較不易罹患高血壓。的確，相對於每天攝取小於 400 毫克鈣，攝取大於 800 毫克鈣的人，患有高血壓的風險則降低 23%。

近年來，鈣與高血壓問題經由整合分析研究[7]，匯集其他幾個研究發現：提供鈣補充劑給高血壓患者，平均降低收縮壓 4.3 毫米汞柱，舒張壓 1.5 毫米汞柱。

然而，補鈣效果的結論並不一致。某些研究顯示，鈣可以有效降低血壓，有的研究卻沒有；這是為什麼？其中取決於受試者，也取決於攝取鈣的類型，以及與其他礦物質的相關性，比如鈉、鉀和鎂的關係。

某些高血壓患者對補充鈣的反應良好，包括非裔美國人、高齡孕婦、更年期婦女、鹽敏感性高血壓，或低腎素型高血壓患者、攝取大量鈉、以及第 II 型糖尿病患者。如果不屬於上述任何一類，效果可能就沒有那麼好，如果只看上述的良好反應，補充鈣似乎相當優良，不過為了提高可靠性，要嘗試增加攝取含鈣食物，而不僅僅服用鈣補充品。

關於鈣的事實

鈣是人體最豐富的元素，大部分存在於骨骼和牙齒中，血液、肌肉、神經和其他地方只有少量鈣。

- 職責：鈣對強健骨骼和牙齒生長與維護非常重要，它也有利於血液凝固、肌肉收縮，和某些酶的功能，此外，鈣也有助於維持規律心臟跳動。
- 缺乏時：兒童飲食嚴重缺鈣會導致佝僂病，因為骨骼柔軟而生長不良；成年人缺鈣則會有類似軟骨症。骨質疏鬆症是一種骨骼變得更薄、更多孔，而且容易碎裂的疾病，也是因為長期缺鈣所導致。肌肉痙攣可能是缺鈣的早期徵兆。
- 過量時：多數人每天都可從食物和補充品攝取超過 2000 毫克的鈣，而不會有不良影響，不過吃太多仍可能產生問題。過量的鈣症狀，包括疲勞、肌肉無力、腎結石等。

＊建議每天攝取 1000~1500 毫克的鈣，可以從食物，像是牛奶、優格、奶酪、鮭魚罐頭，或沙丁魚（連骨）、杏仁、甜瓜和花椰菜等獲得鈣質。

◇維生素 D

許多人體實驗室研究發現，維生素 D 的活化形式（維生素 D_3）和血壓具有高度關聯性。研究指出，當維生素 D 量下降太多，則血壓升高，VLDL（壞膽固醇）會升高，也減緩攝取脂肪或餐後，身體清除血脂的能力。

目前還沒有找出維生素 D 降低血壓的所有機制，但明確知道，維生素 D 會影響細胞膜，協助細胞膜吸收、利用和排出鈣，由於**維生素 D 與鈣進行協同作用，來減緩血壓升高**，所以很難區分到底有多少比例直接來自維生素 D，又有多少來自鈣。不過很顯然地，維生素 D 對血壓會產生正向影響，甚至可能使鈣更加有效。有篇研究報告指出，148 名低維生素 D 濃度的老年高血壓婦女，原本被給予 1,200 毫克鈣用以降低血壓，但是如果給予 1,200 毫克的鈣，再加上 800IU 的維生素 D_3，收縮壓可以再降低 9.3%。[8]

有關維生素 D 的事實

維生素 D 有時被稱為「陽光維生素」，因為只要皮膚曬太陽就可以製造。

- 職責：骨骼、肌肉和細胞所必需的維生素，有助於人體吸收及使用磷跟鈣。
- 不足時：缺乏會導致小兒佝僂病、O 型腿、脊柱彎曲和肌肉無力；成年人則是軟骨症。同時也會導致骨質疏鬆、齲齒和神經系統紊亂。
- 過量時：身體往往會留住維生素 D，因為它儲存在脂肪組織中，所以除非醫生指示，不要服用超過建議攝取量。過量會有頭痛、噁心、消化不良、虛弱等症狀，以及不可逆的腎臟損傷，此外也會干擾人體對於骨骼和軟組織中鈣的調節能力。

*建議每天攝取 200 至 400IU 的維生素 D，根據年齡性別、腎功能以及其他因素而定。您可以在強化牛奶、魚肝油和其他魚油中發現維生素 D，起士和其他的乳製品不見得是維生素 D 的良好來源，因為它們並不一定是從強化牛奶製造的。

◇鎂

鎂對於維持正常血壓有關鍵的作用，它藉由協助調節收縮壓和舒張壓，以及動脈舒張收縮能力，來穩定血壓；鎂也是製造前列腺素 E1 的重要輔因子，E1 是一種強大的血管擴張劑。

此外，它還可以調節細胞中鈉、鈣和鉀的礦物質含量；鎂也作為生產 ATP（三磷酸腺苷）的輔因子，ATP 是所有細胞的基本能量來源。

許多研究指出，**飲食中鎂的含量和血壓呈現反比關係，也就是說，攝取越多含鎂的食物，血壓越低**。每天攝取 500~1000 毫克，似乎是降壓的最理想含量。

鎂補充品同樣也有功效。最近一項研究證實[9]，六十名原發性高血壓的患者，當他們每天補充 500 毫克的鎂，血壓水平顯著降低，而在 1994 年的研究[10]，九十一名輕度到中度高血壓的中老年婦女，隨機給予 485 毫克的鎂或安慰劑為期半年，服用鎂的受試者，收縮壓下降 2.7 毫米汞柱，舒張壓下降 3.4 毫米汞柱。

雖然並非所有相關研究都有正面結果，可以認定的是，對於很多人來說，鎂有助於降低血壓，而且與鈣、鉀一起服用，比起單獨吃來得更有療效。

有關鎂的事實

身體裡超過一半的鎂，存在骨骼和牙齒，超過 25% 在肝臟、肌肉和其他軟組織，少量在血液和其他體液當中。

- 職責：協助身體製造蛋白質，以及將蛋白質、脂肪和碳水化合物轉化為能量，也有助於身體排毒，避免不必要的凝血。鎂在調節血糖的耐受性有重要作用，藉此抵抗糖尿病。
- 缺乏時：嚴重缺鎂會引發疲乏、意識模糊、顫抖、肌肉痙攣，和心律不整。
- 過量時：導致精神錯亂、肌肉無力，和呼吸困難。

＊建議每天攝取 500~1,000 毫克的鎂，主要由食物攝取。許多食物都有鎂，包括豌豆、蠶豆、全麥麵包、酪梨、乾烤杏仁、利馬豆、深綠色蔬菜、堅果和海鮮。

◇鈣、鉀、鎂和鈉的特別提示

鈣、鎂、鉀，以及少量的鈉，都協同扮演穩定血壓的角色，而且每一種都會互相影響，例如，低鎂造成低血鉀，所以除非鎂缺乏的問題被解決了，不然單純攝取鉀，是無法提高血鉀的濃度。

如果想要**降低血壓，就要連同鈣、鉀和鎂一起吃，再加上低鈉鹽**，會比單獨吃更加有效。當你想到任何礦物質時，就要想到這四種。

◇蛋白質

一些關於日本、美國和英國的觀察報告和人口研究，發現高蛋白攝取和血壓下降的關聯性[11]，其中蛋白質的類型非常重要，動物性比起非動物性蛋白效果差[12]。

植物性蛋白，如大豆、豆類、乳清蛋白最佳，其他瘦肉或野生動物的蛋白質，比如放養牲畜的肉，也是一種不錯的選擇，這些肉通常比其它動物蛋白含有較少的飽和脂肪，較多的 Omega-3 和 Omega-6 脂肪酸。

一份大型國際性的鹽分攝取研究，進行包括三十二個國家 10,020 位民眾的觀察結果，支持飲食中攝取較高蛋白質，對血壓有正面影響的推論，研究還發現，蛋白質攝取量高於平均 30%，比起蛋白質攝取量低於平均 30% 的人，其收縮壓平均低 3.0 毫米汞柱，而舒張壓平均則低 2.5 毫米汞柱。

這項研究也檢視了各種蛋白質來源，包括肉、大豆、乳清蛋白，與發酵乳、沙丁魚，這些食物對血壓的部分正面效果，是由於蛋白質本身可以像 ACE 抑制劑一樣，可以促使身體透過尿液排出鈉（利鈉作用），與蛋白質結合的其他物質，可能也具有相同作用，例如，牛奶中含有大量的乳清蛋白，以及其他降壓成分，例如維生素 D、鈣和鉀。

建議依每公斤體重，換算攝取 1.0~1.2 克蛋白質的比例（視運動狀況）。如果體重為七十五公斤，那就是每日 75~90 克蛋白質，大約 180 克的肉，加上三杯脫脂牛奶，和 2 片全麥麵包。另一種計算方式：蛋白質應佔每天消耗熱量的 30%。但要記住，非動物來源的蛋白質，如大豆和豆類是最佳選擇，瘦肉或放養牲畜肉是可接受的第二選擇。

其他特別的蛋白質形式，包括：

- 水解乳清蛋白，每日 30 克。
- 大豆蛋白（最好是發酵的），每日 30 克。
- 水解分離小麥胚芽，每日 2~4 克。
- 沙丁魚萃取物，每日 3 毫克。

◇ Omega-3 不飽和脂肪酸

你可能聽過 Omega-3 脂肪酸，因為大家都在說，而且可能發現它似乎與魚油這個詞交替使用，儘管相近，不過兩者真的不是同一個種東西。研究指出，兩者都可以幫助降低輕度高血壓。

在討論 Omega-3 多元不飽和脂肪酸（PUFAs），對於高血壓的影響之前，先定義一些名詞：脂肪酸是脂肪分子的主要組成成分，就像胺基酸是蛋白質的構造物一樣。如果看過脂肪酸的圖示，會發現它是一串碳分子的構造。

可以幫助降低血壓，提高整體心臟健康是 Omega-3 脂肪酸。

由於 Omega-3 脂肪酸的最佳來源是魚，所以有些人交替使用 Omega-3 脂肪酸和魚油，不過這是不正確的，因為也有非魚類來源的 Omega-3 脂肪酸，例如毛豆、黃油、堅果、綠葉蔬菜、亞麻籽油、菜籽油、核桃和巴西堅果等。

脂肪酸的兩種簡圖

C 是碳原子，H 是氫原子，O 是氧原子，單一垂直或水平虛線表示單鍵，垂直或水平的雙虛線就表示雙鍵。

下圖是飽和脂肪酸，所有脂肪酸主體上的碳原子，都連接到兩個氫原子，一個在上，一個在下。

放上圖示：

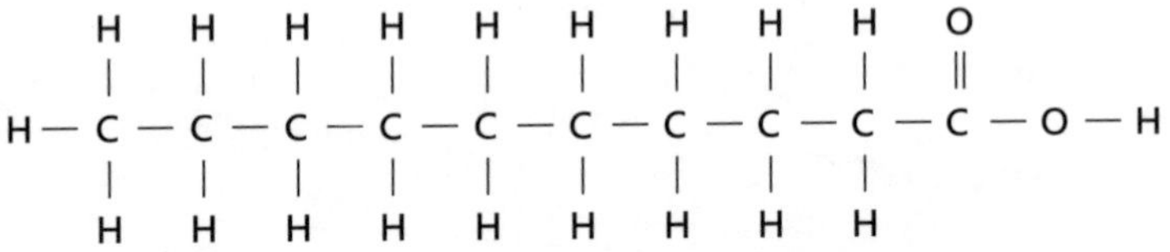

```
    H   H   H   H   H   H   H   H   H   O
    |   |   |   |   |   |   |   |   |   ||
H — C — C — C — C — C — C — C — C — C — C — O — H
    |   |   |   |   |   |   |   |   |
    H   H   H   H   H   H   H   H   H
```

下圖是不飽和脂肪酸，至少有兩個碳原子各自放開一個氫原子。從第一個碳原子排過來的第三位，就是 Omega-3 脂肪酸。

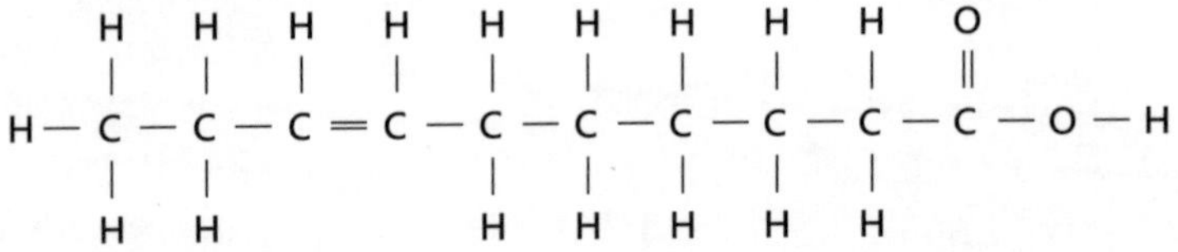

```
    H   H   H   H   H   H   H   H   H   O
    |   |   |   |   |   |   |   |   |   ||
H — C — C — C = C — C — C — C — C — C — C — O — H
    |   |           |   |   |   |   |
    H   H           H   H   H   H   H
```

下列三個關鍵的 Omega-3 脂肪酸，是我們主要關心的方向：

- ALA
- EPA
- DHA

1980 和 1990 年代，一些發表在「新英格蘭醫學期刊」和其他著名醫學期刊的隨機對照研究，結果指出 Omega-3 脂肪酸能有效降低血壓。[13]

同時，研究人員檢視大規模人群的飲食和總體健康狀況，發現少量的魚，可能降低罹患冠狀動脈心臟病（冠心症）的風險[14]，並且可以減少與高血壓有關的心律不整和猝死。

目前還未確定 Omega-3 脂肪酸降低血壓，和相關疾病風險的所有機制，可以確知的是：ALA 會除去體內促發炎，和使血液濃稠的特定酵素。一般情況下，Omega-3 脂肪酸會刺激身體產生促血管放鬆的物質，從而降低血壓，還有助於提高胰島素的敏感性，提高特定細胞膜的活性。

透過這些可能的機制，Omega-3 脂肪酸可以：

- 降低血壓。
- 平息發炎。
- 減少血小板不必要地凝聚。
- 降低纖維蛋白原（一種凝血蛋白質）。
- 降低心律不整。
- 降低血脂。
- 減少動脈粥狀硬化、冠狀動脈心臟病，和心臟病發作。

Omega-3 脂肪酸的保護作用，已經有一連串的研究記錄，例如：

1989 年，發表在「新英格蘭醫學期刊」的研究報告指出[15]，十五名高血壓患者每日給予十五克魚油後，血壓數值顯著下降。【譯註】

十餘年後的今天，一篇「美國臨床營養期刊」研究指出[16]，六十三名高血壓和高血脂（高膽固醇和血脂）患者，在歷時十六

【譯註】

此研究並未指出此魚油有效成分含量。

週服用 3.65 克 Omega-3 脂肪酸後，他們的血壓水平顯著下降。

一項針對 399 名健康男性的研究顯示，只要脂肪組織內的 ALA 增加 1%，收縮壓和舒張壓可能降低 5 毫米汞柱。[17]

發表在 Circulation 的一篇報告[18]，綜合了三十一個不同的魚油與高血壓的研究，得出結論：魚油確實可以降低輕度高血壓，且劑量越大，效果越好：

- 每天小於 4 克魚油 = 血壓無變化。
- 每天 4~7 克 = 血壓下降 1.6~2.9 毫米汞柱。
- 每天 15 克以上 = 血壓下降 5.8~8.1 毫米汞柱。

但是，Omega-3 脂肪酸相當聰明，如果沒問題就不會有作用，也就是會持續維持血壓的正常。另一項發表在「高血壓期刊」的研究[19]，檢視高血壓且超重的人，如果被要求攝取魚油和減肥，會有什麼結果，受試者為六十三名患有高血壓又超重的民眾，年齡在四十至七十歲之間，收縮壓分別是 125~180 之間，而舒張壓則高達[109]。

每個人都被要求減少鹽的攝取量，然後進行分組，第一組的飲食沒有改變，第二組是一天一魚餐，第三組是減重，第四組則是一天一魚餐加減重。結果是：

- 第二組（一天一魚餐組）舒張壓降低 3.0 毫米汞柱，而收縮壓降低 6.0 毫米汞柱。
- 第三組（減重組），舒張壓下降 2.2 毫米汞柱，而收縮壓下降 5.5 毫米汞柱。
- 第四組（魚餐加減重組）舒張壓降低 9.3 毫米汞柱，收縮壓降低 13.0 毫米汞柱。

研究者認為：此效果影響很大，且得出結論是，**當飲食添加魚和減重，有可能大幅降低心血管疾病風險和抗血壓藥的需求。**

我特別看重這個研究，因為它強調了打擊高血壓沒有單一的絕佳辦法，它必須同時在幾個方面進行。

關於 Omega-3 脂肪酸，仍有很多需要了解，例如 DHA 對血壓似乎比 EPA 有更強效果，而 EPA 又比 ALA 更佳。當我們越學越多，無疑地也會微調建議，不過現在相當明顯，Omega-3 脂肪酸是對抗高血壓的強大工具。

＊建議每天攝取 3 至 4 克 Omega-3 脂肪酸，食用鮪魚、鯖魚、鮭魚等冷水魚類，或每天服用 Omega-3 補充品，如 EPA 和 DHA。

◇關於 Omega-6 兩三事

儘管 Omega-6 脂肪酸通常不會顯著降低血壓，但是它們也具有對抗血壓的性質，可以協助防止因飽和脂肪所導致的血壓升高，強化製造放鬆血管的物質，阻止壓力性高血壓，有助於保持血壓平穩。

GLA（γ-次亞麻油酸）是最知名的 Omega-6 脂肪酸，存在芝麻油和芝麻、未精製玉米油、菜籽油、堅果類、月見草油、琉璃苣油，和黑醋栗油之中。

建議每日攝取 2~4 克的亞麻仁油，或是一天兩次 240 毫克的 GLA 補充品。

◇橄欖油

多年來，研究人員十分留意生活在希臘、義大利和地中海周圍國家的飲食，發現人們罹患高血壓和心臟疾病的問題較少，尤其和標準的西方飲食比起來，這兩種飲食之間最大的區別是：地中海飲食使用橄欖油。

橄欖油富含單元不飽和脂肪酸（MUFAs），例如稱為油酸的 Omega-9 脂肪酸，和一些多元不飽和脂肪酸。針對 MUFAs 與橄欖油研究，有令人印象深刻的結果：

- 2000 年，一份內科醫學研究檔案，探討二十三名罹患高血壓的病患[20]，給予特級初榨橄欖油或葵花籽油的影響。（葵花籽油是標準西方飲食用油）。一個為期六個月的雙盲隨機對照顯示：（雙盲意味無論是研究人員，還是志願者，直到研究結束都不知道誰吃藥或誰吃安慰劑。隨機是指受試者被隨機分配攝取橄欖油或葵花籽油。）橄欖油比葵花籽油更能降低收縮壓達 8 毫米汞柱，舒張壓則多降低 6 毫米汞柱，不僅如此，橄欖油組中，需要服藥的人減少了 48%，相比於葵花籽油組只有 4%。

- 另一項研究[21]，地中海飲食受試者將橄欖油換成西式飲食常見的飽和脂肪，則收縮壓和舒張壓都升高。

不像 Omega-3 脂肪酸，橄欖油何以對高血壓有這種好處，目前還不是十分了解。可以確知的是，除了其他好處，MUFAs 可使一氧化氮的生物利用率提高，從而使動脈血管擴張性更佳，有利於對抗氧化，並改善內皮細胞功能。

＊建議每天攝取 MUFAs 形式的特級初榨橄欖油 4 湯匙。

◇維生素 C

1970 年代，維生素 C 廣受大眾矚目，萊納斯．鮑林博士（Dr. Linus Pauling）【編按】等人宣稱，它可以減輕感冒症狀。經過多年以來，已經了解到維他命 C 在調節血壓和降血壓方面具有重要作用。

【編按】

萊納斯．鮑林博士（Dr.Linus Pauling）生平致力於研究營養生化醫學，創造了「分子矯正醫學」和「分子矯正精神病學」這兩個名詞，他在分子矯正醫學的研究和提倡上面，獲得許多獎項和榮耀，因此又被稱為「分子矯正之父」。曾獲 1954 年諾貝爾化學獎、1962 年諾貝爾和平獎，著有《長壽養生之道：細胞分子矯正之父 20 周年鉅獻》（博思智庫出版，2011）。

從人口觀測和實驗研究得知，**飲食和血漿中維生素 C 的濃度，和血壓及心搏率呈負相關**[22]，也就是說，飲食和血漿維生素 C 越多，壓力和心搏率越低。

NHANES-II 研究（全國健康和營養調查的縮寫，一個長期大規模研究觀察 1975 年以來約 14,000 名美國人）發現，血漿中維生素 C 濃度較低的白人有 20%，黑人有 30%，黑人血液中維生素 C 比白人更低，這件事可能部分解釋了，為什麼非裔美國人高血壓的比例更高。

對此還了解到，**維他命 C 的攝取量越高，心血管疾病、冠狀動脈心臟病和中風的風險越低**。有關許多維他命 C 和血壓的相關研究，以下簡單介紹其中幾篇：

- 二十三名女性高血壓病患者，血壓介於 140/90~160/100 之間，每天攝取 1 公克（1,000 毫克）維生素 C，為期三個月，平均收縮壓降低 7 毫米汞柱，舒張壓則降低 4 毫米汞柱。[23]
- 十二名高血壓患者，每天隨機分別給予 1 克口服維生素 C，為期六個星期，他們的平均收縮壓下降 5 毫米汞柱，而平均舒張壓降低 1 毫米汞柱。[24]
- 三十九名高血壓患者，舒張壓從 90~110 毫米汞柱不等，參加為期四星期的安慰劑對照實驗，在給予 2000 毫克維生素 C 的初始劑量後，每天給予參加者 500 毫克維生素 C。他們的收縮壓，平均降低 11 毫米汞柱，舒張壓則平均降低 6 毫米汞柱。[25]

2000 年，「高血壓期刊」有篇非常有趣的研究報告[26]，一個為期六個月的雙盲隨機安慰劑對照交叉研究，四十位六十至八十歲無高血壓或輕度高血壓的民眾，在三個月中，每天攝取兩次 250 毫克的維生素 C 或安慰劑，然後維生素 C 組和安慰劑組互換，在互換之前，有一週沒吃任何補充品。

表面上看來，結果相當溫和，收縮壓只減少一點點，而舒張壓沒有變化，但研究人員隨後就注意到，受試者原本的血壓越高，對維生素 C 的反應就越明顯，所以研究人員再次追蹤實驗結果，這次只檢視那些有高血壓的人，發現血壓減少得更加顯著，於是得出一個結論：維生素 C 對於高血壓患者的日間收縮壓明顯降低，但是對一般正常人，則沒有效果。

截至目前為止，已經確認好幾個維生素 C 的功能，它可以改善高血壓患者的內皮細胞功能失調，對於冠心症患者，能恢復動脈的放鬆狀態。不管是透過口服或是靜脈注射，**維生素 C 都能夠逆轉血管內皮細胞功能失調**，並使吸菸者和冠心症患者的動脈擴張。

此外，大量研究清楚證實了這點：血壓與維生素 C 攝取量、血漿中的濃度成反比。攝取維生素 C，可以降低高血壓、高血脂、糖尿病等病患的血壓。起始血壓越高，降低則越多。結合維生素 C 和其他抗氧化劑，如維生素 E、β - 胡蘿蔔素、硒，可以增強降血壓的效能。

有關維生素 C 的事實

即使不知道什麼是維生素 C，但在古代的航海員卻知道，當無法得到足夠的維生素 C 會發生什麼事。

許多遠洋水手無法吃到富含維生素 C 的足夠新鮮蔬果時，就會產生發炎、關節腫脹、腐爛，和牙齦出血、傷口癒合緩慢、無力、疲勞、憂鬱，以及歇斯底里等狀況。今日得知，這些都是壞血病的徵兆，一種在海上的致命疾病。

- 職責：保持免疫系統健康，製造並保存骨骼、皮膚、血管，和其他地方的膠原蛋白，也對抗某些類型的癌症等。
- 缺乏時：嚴重缺乏 C，會引起壞血病。輕微缺乏會造成肌肉痙攣、傷口癒合緩慢，還有牙齦發炎等典型症狀。
- 過量時：過度劑量（每日超過 2 克）的維生素，可能會引起腹瀉。

＊建議攝取每日兩次 250~500 毫克的維生素 C 補充品，也可以從木瓜、番石榴、紅椒、哈密瓜、黑醋栗、青辣椒、柑橘、花椰菜（綠白皆可）、蘆筍等，攝取足量的維生素 C。

◇輔酶 Q10

當研究人員首次發現輔酶 Q10（CoQ10），把它命名為「泛醌」，因為它在人體內隨處可見，屬於醌化合物的家族。

輔酶意思就是與其他酵素一起運作，使身體代謝機制維持效率，雖然對於人們生命至關重要，但是卻不被視為一種必需營養素，因為身體會自行製造，而且在吃下的肉類和海鮮中，也含有少量的輔酶 Q10。

輔酶 Q10 在歐洲和日本廣泛被使用，超過 200 種不同日本製劑所組成[27]，用以數以百萬的心血管疾病患者身上。在美國[28]、歐洲和日本，輔酶 Q10 已有廣泛研究，並用於治療鬱血性心臟衰竭、心絞痛、高血壓，和其他疾病。

輔酶 Q10 在體內有許多作用，它提高粒腺體（細胞發電場）的功能。作為一個強大的抗氧化劑，也有助於維持總膽固醇的水平。儘管人體本身會製造——或說應該要製造——身體所需要的所有輔酶 Q10，但不幸的是，體內輔酶 Q10 濃度，會隨年齡增長而下降，它們的濃度在高血壓、動脈粥狀硬化、糖尿病，和其他相關氧化疾病的患者，也相對偏低，在服用他汀類（抗膽固醇）藥物的人體內，濃度也偏低。

輔酶 Q10 和高血壓之間，有很強的關聯性，可以歸納如下：

- 患有原發性高血壓，比起無高血壓的人，更可能有輔酶 Q10 不足的問題（39%對 6%）。
- 高血壓患者的相關研究發現，每天口服 100~225 毫克的輔酶 Q10，可令血壓顯著並持續降低。[29]

研究表示，收縮壓平均降低 15 毫米汞柱，舒張壓平均降低

10 毫米汞柱。

- 實驗開始時，血清輔酶 Q10 濃度越低，給予輔酶 Q10 的補充品效果越好。
- 輔酶 Q10 並非快速見效，需要大約四週，才能到達最佳效果。停止使用約兩週後，血壓就會恢復到原來狀態。
- 輔酶 Q10 往往強大到足以讓患者減藥，甚至是停藥。服用降壓藥物的患者，大約有 50% 可能停止服用一至三種藥（許多高血壓患者同時服用多種藥物）。
- 輔酶 Q10 以耐受性良好著稱，即使高劑量，也不會有任何嚴重或慢性不良影響。

輔酶 Q10，也可改善一些心血管疾病的風險因子，降低總膽固醇和 LDL（壞膽固醇），改善碳水化合物的代謝，和胰島素敏感性、降低血糖、氧化壓力、心臟速率、氧輸送能力，以及心臟功能。

建議一天一次 60~120 毫克補充品形式的輔酶 Q10，或分劑量也行，不過要確認補充品經過認證、生物利用率高、品質佳，且含量穩定。

這是非常重要的一環，因為臨床試驗顯示，每一種品牌的輔酶 Q10 含量不一致。建議病人使用輔酶 Q10 的專利形態，又稱為 Q-GEL® 的任何品牌，屬於一種較新的即溶形式，生物利用率更高，代表人體吸收率更佳。

血液中需要更多的輔酶 Q10，用以對抗一直受到討論的疾病。1998 年，「國際維生素和營養學研究期刊」發表一項研究，比較 Q-GEL® 和典型市售形式 Q10 在人體的相對生物利用率，包括標準軟膠囊、硬殼膠囊、錠劑以及 Q-GEL®，每天 120 毫克的劑量共三週。血漿輔酶 Q10，在實驗開始時的起始值差不多（0.50~0.52 毫克 / 毫升），三週後結果分別為：軟膠囊 1.37、硬膠囊 1.63 和錠劑 1.60 毫克 / 毫升，而 Q-GEL® 則是高出許多，為 3.31 毫克 / 毫升。

這份研究成果，被重新複製在第二次研究當中，因此能夠證明 Q-GEL® 大大優於典型的輔酶 Q10。服用低劑量的 Q-GEL®，仍可以迅速達到並維持良好的血液濃度，對於消費者來說，還可以節省費用。

＊當你想在藥局和保健食品店面尋找輔酶 Q10，建議選擇使用 Q-GEL® 形式的產品。

如需使用 Q-GEL® 輔酶 Q10，其品牌列表可參考：www.tishcon.com。

◇維生素 E

維生素 E 對降低血壓的能力，已有廣泛動物實驗，但是只有少數研究針對高血壓患者。如果維生素 E 的作用是直接降血壓，那麼它的效果可能較小，僅限於患有高血壓，加上心血管疾病、糖尿病，或其他問題的人。

不過，維生素 E 和高血壓之間，仍是有明顯的關聯。研究顯示，相對於血壓正常的人，高血壓患者的血漿維生素 E 濃度顯著較低。為什麼呢？可能因為維生素 E 具有改善血管內皮功能，進而減少高血壓對心血管系統，和其他器官造成的損傷。而且，維生素 E 也是一種強大的抗氧化劑，因為它屬於脂溶性，可以嵌入細胞膜（細胞膜是由脂溶性物質組成），幫助阻止自由基傷害的連鎖反應。

關於維生素 E 的事實

信不信由你，維生素 E 有八個不同形式，換個說法，這八種天然複合物，具有維生素 E 生物活性的特點。

這些物質當中，有四個生育酚（α- 生育酚、β- 生育酚、γ- 生育酚、δ- 生育酚），和四個三烯生育醇（α- 生育三烯醇、β- 生育三烯醇、γ- 生育三烯醇和 δ- 生育三烯醇）。α- 生育酚，一直被認為是維生素 E 最具生物活性的形式，就是最「E」的形式，但是這種觀念似乎有所改變，因為已有新研究深入探討，四個三烯生育醇的實力。為方便起見，以下將這八種形式統稱為維生素 E。

- 職責：維生素 E 保護肌肉、眼睛、皮膚，和身體其他被氧化損傷的部位，可以防止紅血球損傷，以及隔絕肺和口鼻遭受汙染所導致的傷害。
- 缺乏時：造成皮膚早衰、不孕症、紅血球破裂，和神經系統紊亂。
- 過量時：高劑量維生素 E 會干擾維生素 K 的凝血功能，導致失血過多，尤其是合併使用抗凝血藥物，與高劑量維生素 E 時，將會特別危險。通常 400~800 IU 劑量，被認為是安全的。

*建議每天攝取 400~800IU 補充形式的混合天然維生素 E，其中應包含所有的生育酚和三烯生育醇，還可以在綠葉蔬菜、全穀類、小麥胚芽、堅果、肝臟、奶油、蛋黃中，攝取到維生素 E。

◇類黃酮

類黃酮是在蔬菜水果、穀物、茶葉、酒、甘草等發現的植化素大家族。迄今為止，已發現超過 4000 種不同的類黃酮，其中包括在蔓越莓中發現的芸香苷，綠茶中的兒茶素，還有紅葡萄酒、橄欖、洋蔥、香菜、萵苣中找到的槲皮素。

幾個主要研究顯示，類黃酮具有強力的自由基清除能力，而能降血壓。

研究也指出，它們可以阻止動脈粥狀硬化，並促進動脈周邊肌肉放鬆，使動脈擴張。類黃酮，如大豆中發現的木質素異黃酮和金雀異黃酮，能降低總膽固醇和 LDL（壞膽固醇），同時減少冠狀動脈和其他地方血液凝集；紅酒中的槲皮素，可降低 LDL 的氧化，以及血小板不必要的凝聚；兒茶素有助於動脈周圍的肌肉放鬆、降低膽固醇、防止 LDL 被氧化，以及血小板不必要凝聚。

近期研究發現[30]，研究人員測試蓍屬（Achillea wilhelmsii）對 120 位有高血壓和高膽固醇的民眾之影響，為期六個月。蓍屬是一種含有豐富類黃酮的植物，可以顯著降低收縮壓和舒張壓，也能降低總膽固醇、LDL 和血脂，同時升高 HDL（好膽固醇）。

雖然仍需更多研究，不過顯而易見地，類黃酮化合物對抗高血壓很有幫助。許多類黃酮都能放鬆血管肌肉，因而降低血管阻力，降低總膽固醇和 LDL（壞膽固醇），並將自由基去活性化，具有抗發炎作用[31]，這意味著，它們有助減少導致動脈粥狀硬化的動脈刮痕數量，再加上考量這點：類黃酮通常都是美味的佳餚，例如蘋果、櫻桃、葡萄、萵苣、洋蔥、西洋芹、覆盆子、草莓、柑橘類水果、花椰菜、芹菜和綠茶等，以上這些食物都屬於 DASH-I 和 DASH-II 飲食，被證實能降低血壓的主流飲食，所以即使類黃酮本身不會降血壓，它們也是整體解決方案的一部分，而且它們既好看又好吃。

＊建議每天都要攝取好幾份富含類黃酮的食物。

維生素 B_6

維生素 B_6 一點也不意外在維持正常血壓上，扮演重要角色，因為維生素 B_6 影響身體的許多功能。研究指出，血清維生素 B_6 濃度低，與高血壓攸關[32]，且如果給予患有高血壓的動物補充 B_6，會降低牠們的血壓。人體研究指出[33]，研究人員比較九位血壓正常民眾，和二十名高血壓患者，發現補充維生素 B_6 四週後，收縮壓下降 8.5%，而舒張壓下降 9.3%。

維生素 B_6 具有類似利尿劑、鈣離子阻斷劑，和中樞 α 促進劑等主流降壓藥物的綜合作用。

關於維生素 B_6 的事實

維生素 B_6，也稱為吡哆醇，是 B 群維生素之一。在某種意義上，維生素 B_6 本身是一個亞家族，因為它包含三個不同的化合物。

- 職責：有助於人體從碳水化合物、蛋白質和脂肪中獲取能量，它是生產紅血球、神經傳遞物質，和荷爾蒙的必要物質，且能協助胺基酸轉化成碳水化合物，也有助於緩解經前症候群、腕隧道症候群，以及某些情緒障礙。特別重要的是，維生素 B_6 具有回收同半胱胺酸的能力，能將同半胱胺酸轉換成蛋胺酸，血液中同半胱胺酸的累積，被認為會造成內皮損傷，並且導致動脈粥狀硬化。
- 缺乏時：可能導致的症狀較不明確，包括抵抗力降低、沒食慾、失眠、嗜睡、心跳不規則等。
- 過量時：每天達 200 毫克的劑量，還在安全範圍，且通常無不良影響，然而，每天 500 毫克的長期劑量，可能造成不可逆的神經損傷。

*建議每天攝取 100~200 毫克維生素 B_6，最好大部分都是從食物中攝取，酪梨、牛肝、香蕉、雞肉、燻鮭魚、紅鯛魚、小麥胚芽、玉米和優格等，都富含維生素 B_6。

◇鋅

研究顯示，低濃度鋅與高血壓、冠狀動脈疾病、第 II 型糖尿病、血脂升高、HDL（好膽固醇）減低有關，甚至也有可能影響胰島素阻抗[34]。鋅的降壓作用，可能是因為能抑制不良基因的表現、降低胰島素阻抗、抑制人體血壓調控系統（腎素 - 血管張力素 - 醛固酮系統），並且緩和因交感神經系統刺激，所導致的血壓升高。

關於鋅的事實

雖然自二十世紀初，從農場動物的需求而知道鋅的存在，但是直到 1970 年代前，並沒有意識到這是人類的必需營養素。

- 職責：有助於保持記憶完整和免疫系統健康，協助生殖系統，維持血糖正常，而且是強健骨骼必要的營養素。
- 缺乏時：導致食慾減退、延遲性成熟、疲乏、腹瀉、陽痿、增加感染，視力減退、易怒、記憶困難、偏執妄想，和傷口癒合速度減慢。
- 過量時：干擾銅代謝，某些情況下會減少可以保護心臟的 HDL（好膽固醇）高達 15%。同時導致腹瀉、噁心、抽筋、嘔吐，和降低抵抗力。

*建議每天以補充品形式攝取 25 毫克的鋅，還可以藉由牡蠣、牛肝、小麥胚芽、沙丁魚、優格和雞蛋攝取。

◇芹菜

早在十九世紀時，芹菜就被認為是美味佳餚，一種具有異國情調的昂貴蔬菜，只在特殊餐點中才會出現，其實也可以購買芹菜口香糖和芹菜蘇打，一些線上購物平台也有販賣芹菜滴劑，可以治療神經失調。雖然芹菜已便宜到大家都可負擔，它的人氣卻一落千丈，直到近年興起的健康議題，才使它再度受到關注。

動物研究中，芹菜籽油的 3- 正丁基苯酞的成分，可顯著降低血壓。根據中國研究報告，給予芹菜的十六名高血壓患者，有十四名的高血壓顯著下降。

目前還不知道芹菜的所有功效，但可以確知它含有一種「芹菜素」物質，就像利尿劑或 ACE1 的功用一樣，協助身體排除多餘的液體，可能是它降低血壓的方法之一。

＊建議攝取芹菜的方式：每天四根芹菜，或每日三次八茶匙的芹菜汁，或是每日兩次 1,000 毫克芹菜籽萃取物，或每日三次 0.5~1 茶匙酊劑形式的芹菜油。

◇大蒜與大蒜素

這是一種非常流行的草藥補充品，銷售量僅次於紫錐花，大蒜運用在健康調養上已有很長一段時間。在古埃及，工人運用大蒜增強體力，希臘士兵則用於傷口癒合，十七世紀的英國醫生用來治療天花。近代大蒜緩解高血壓的能力，已經深入人心，一些臨床試驗一致指出，正確的大蒜類型和劑量，可以降低高血壓[35]，使收縮壓降低 5~8 毫米汞柱[36]。

大蒜包含好幾個可能與降血壓有關的物質，包括天然 ACE 抑制劑（例如 γ - 麩醯胺肽和黃酮類化合物）、鎂（放鬆動脈肌肉，是一種天然的鈣通道阻斷劑）、大蒜稀（ajoenes）、磷、腺苷、大蒜素和硫化合物，這些化合物幫助身體動脈保持舒張，進而降低血管阻力和血壓。

＊建議每天攝取 4 瓣或 4 克大蒜。注意：不是所有大蒜製劑都用相同製程，所以也不會具有相等效力。

◇海藻

海藻不僅僅拿來做成壽司捲，也是與血壓戰鬥時強大的援手。根據動物研究實驗，[37] 裙帶菜可以抑制動脈周圍的肌肉收縮進而降低血壓，和一般血壓藥物中的卡托普利（captopril）作用一樣。人體研究指出，服用 3.3 克乾燥裙帶菜四週，可以降低收縮壓 14 毫米汞柱，並且顯著降低舒張壓 [38]。另一項研究發現 [39]，檢視六十二名患有輕度高血壓的中年男性，給予 12 或 24 克特殊的海藻製劑，為期四週，其中鈉敏感的患者血壓平均降低 11.2 毫米汞柱，非鈉敏感者則降低 5.7 毫米汞柱。

裙帶菜顯然是透過抑制血管肌肉收縮，進而緩解高血壓，換句話說，它是一種天然的 ACE 抑制劑，其他品種的海帶，可能有助於增加腸道吸收鉀，同時減少鈉的吸收，藉此降低血壓。

＊建議每天攝取裙帶菜乾 3.0~3.5 克（2 湯匙）。

◇纖維質

纖維質向來以其降低膽固醇，和改善腸道功能著稱，

各種纖維質來源，例如關華豆膠、番石榴、洋車前和燕麥，可降低血壓，且是治療高血壓所需要的物質，對於糖尿病患者，或同時具有這兩種病症的患者，也具有效用。[40]

纖維質藉由減少內皮細胞功能失調、促進身體透過尿液排鈉，改善胰島素的敏感性，並降低交感神經系統活性（會促進血壓升高）。

近期兩項研究報告指出 [41]，給予高血壓患者不同形式的纖維質（一個給予葡萄糖甘露蜜，另一個給予燕麥麩皮）之結果，平均收縮壓降低 7.5~9.4 毫米汞柱，而舒張壓則降低 5.5 毫米汞柱。

此外，可溶性和不溶性纖維，都可以降低總膽固醇、LDL（壞膽固醇）和血脂，同時增加 HDL（好膽固醇）。

＊若要達到良好結果，建議每日攝取下列食物其中一種即可：燕麥片 60 克、燕麥麩 40 克、β- 葡聚醣 3 克（一種纖維類型），或洋車前子 7 克。

◇ L- 精胺酸（左旋精胺酸）

左旋精胺酸是精胺酸的一種特定形式，是蛋白質的組成成分之一。人體會使用左旋精胺酸製造一氧化氮 NO，NO 有助於減少血管收縮，改善內皮細胞功能失調，並降低血壓，給予鹽敏感性的高血壓患者靜脈注射左旋精胺酸，可以降低血壓。

對於冠狀動脈疾病，也具有療效，給予病人每天 10 克，可增加通過冠狀動脈，和身體其他部位的血流量，降低心絞痛的疼痛感，並減輕周邊血管疾病的症狀。

在生理上，**左旋精胺酸可使血壓顯著降低，直逼攝取 DASH-I 的飲食成果**[42]。要達到如此成果，無論是食品或補充品的形式，需要每天至少 10 克劑量。（如此劑量似乎是安全的，但尚未獲得長期人體研究支持）

＊建議每天攝取兩次 5 克左旋精胺酸的補充品形式或食物，在扁豆、榛果、核桃和花生都具有精胺酸。

◇山楂

山楂是古人用來治療睡眠和消化問題的草藥。現代研究指出，它可以降低血壓和膽固醇，擴張冠狀動脈，降低心律不整的發生，以及有助對抗高血壓、心血管疾病等相關疾病。

山楂漿果是一種 ACE 抑制劑，工作原理是抑制血管張力素轉換酶。山楂還含有各種類黃酮，具有類似 β 受體阻斷劑、鈣離子阻斷劑，和利尿劑的效果，含有芸香苷、鎂、鉻、兒茶素等幾個植化素，都能幫助對抗高血壓。

＊建議每天攝取 160~900 毫克的標準山楂萃取物。

◇牛磺酸

牛磺酸是身體不會拿來製造蛋白質的胺基酸，相反的，它能自由流通整個大腦、視網膜和心臟肌肉。

研究顯示，牛磺酸可以降低血壓和心搏率，同時減少心律不整，和鬱血性心臟衰竭的症狀。一項針對十九名高血壓患者的研究，每天給予 6 克牛磺酸，為期七天，收縮壓降低 9 毫米汞柱，而舒張壓降低 4.1 毫米汞柱。[44]

＊建議每天兩次 1.0~1.5 克補充品形式的牛磺酸。

◇左旋肉鹼

左旋肉鹼是一種氮基物，幫助身體氧化脂肪酸。雖然只有少數人體相關研究，但臨床和實驗室的結果均顯示，它在治療高血壓、糖尿病、缺血性心臟病、跛足、急性心臟病發作、鬱血性心臟衰竭、心律不整、高膽固醇，和高血脂、其他症狀上都是有效用。

＊建議每天兩次 1000 毫克左旋肉鹼的補充品形式（早一點吃）。

◇ N- 乙醯半胱胺酸

N- 乙醯半胱胺酸為半胱胺酸的一種形式，是一種強力抗氧化劑，改善主動脈血管內皮功能，還能增加一氧化氮、穀胱甘肽，放鬆動脈周邊肌肉，降低同半胱胺酸、減少動脈阻力和降低血壓。

N- 乙醯半胱胺酸是一種天然的鈣離子阻斷劑，因此能有效治療高血壓，同時逆轉血小板的聚集，對血管有其他好處。

＊建議每天兩次 500 毫克 N- 乙醯半胱胺酸的補充品形式。

◇ α- 硫辛酸

硫辛酸是種強力抗氧化劑，常能代替其它抗氧化劑，比如缺乏維生素 C 和 E 時，它可以擔任代打角色。到目前為止，關於 α 硫辛酸和高血壓的唯一研究只在動物實驗，然而結果卻令人印象深刻，硫辛酸降低收縮壓，甚至可以減少血量衝擊，所造成的動脈損害。

α 硫辛酸可以改善血管內皮細胞功能失調，阻礙白血球對內皮產生刮痕，和降低動脈粥狀硬化的發生，它也是一個自然的鈣離子阻斷劑。

＊建議每天兩次 100~200 毫克硫辛酸的補充品形式，由於服用硫辛酸會增加生物素的需求，還建議每日兩次 800 微克生物素。生物素，是 B 群維生素的一員，對身體有許多功能，包括協助將血糖轉化成能量。

◇茄紅素

茄紅素，β- 胡蘿蔔素的表親，是一種強力抗氧化劑，根據 2001 年研究顯示[45]，它能顯著降低血壓，其中一項還指出，針對三十名四十至六十五歲一期高血壓的民眾，服用茄紅素萃取物八週後，平均收縮壓降從 144 降至 135 毫米汞柱，舒張壓從 91 降至 84 毫米汞柱，可說極為顯著。

＊建議每日 10 毫克茄紅素的補充品形式，在番茄和番茄製品、番石榴、葡萄柚、西瓜、杏子、木瓜、紅辣椒、草莓等都含有茄紅素。

◇番石榴

「人類高血壓期刊」一篇研究指出[47]，一些美味的水果有益健康的有趣資訊。七十二名原發性高血壓患者，進行隨機單盲安慰劑（參與者不知道吃的是藥品還是安慰劑，但研究人員知道）對照研究，每人每日給予 0.5~1.0 克番石榴果實（一至兩顆番石榴的當量），四個星期後，吃番石榴的收縮壓平均降低 7.5 毫米汞柱，舒張壓平均降低 8.5 毫米汞柱。番石榴含有大量可溶性纖維質、維生素 C、鉀以及其它營養素等，可能就是這些益處的原因。

◇草藥

這些年來，各種草藥已被廣泛應用於治療高血壓，不幸的是，大部份研究不是規模太小，就是沒有定論，雖然這並不等於草藥沒有效用，不過現在確實還沒有任何明確結論。

一些專家認為，草藥有益緩解高血壓，包括南非醉茄、絞股藍、洋蔥和洋蔥油、舞茸、蒔蘿、檸檬或檸檬皮、馬齒莧、淫羊藿、爪鉤草（惡魔爪）、葛根或茶、瓜爾豆膠、君子蘭馬鈴薯、靈芝、黃芩、西伯利亞人參、辣椒、延胡索、生薑、當歸、八角、香蕉、月桂樹、腰果、紫錐花、桉樹、德國洋甘菊、銀杏葉、印度桑椹、荷花、苦楝、肉荳蔻、蒺藜，和聖約翰草等。

哇！驚人的營養素

這一章討論了大量營養素，從 A（α 亞麻油酸）到 Z（鋅），這可能會令人感到不知所措，無法掌握，不過無須擔心。下一章節當中，你會發現有用的簡易名單，只要吃這些食物，就能迎接一個好的開始。

第五章將會討論降血壓的理想減肥方式，如何從典型的美式飲食，換到增進健康的飲食方案，裡面會提供更多本章所討論的飲食內容。

如果能夠一次到位，採用本書的有益建議，那實在是太棒了。如果沒有辦法，那就從做簡單的做起，然後慢慢持續前進。

模仿藥品

本章節所談到的食物及成份功能作用，和一些高血壓用藥很類似。下列表格，呈現一些具有藥物作用的食物及營養素。

有利尿劑作用的食物與補充品

Hawthorn berry 山楂	GLA γ 次亞麻油酸	Calcium （Ca++）鈣
Vitamin B_6 維生素 B_6	Vitamin C 維生素 C	Protein 蛋白質
Taurine 牛磺酸	Potassium （K+） 鉀（K+）	Fiber 纖維質
Celery 芹菜	Magnesium （Mg++） 鎂（Mg++）	CoQ10 輔酶 Q10

有中樞 α 促進劑作用的食物與補充品

Taurine 牛磺酸	Sodium restriction 限制鈉	Vitamin C 維生素 C
Potassium（K+） 鉀 (K+)	Protein 蛋白質	Vitamin B_6 維生素 B_6
Zinc 鋅	Fiber 纖維	Coenzyme Q10 輔酶 Q10
Celery 芹菜	GLA/DGLA γ - 次亞麻油酸、DGLA	Garlic 大蒜

有直接血管擴張作用的食物與補充品

Omega-3 fatty acids Omega-3 脂肪酸	Fiber 纖維質	L-arginine 左旋精胺酸
MUFAs （Omega-9s） 單元不飽和脂肪酸（Omega-9s）	Garlic 大蒜	Taurine 牛磺酸
Potassium （K+） 鉀（K+）	Flavonoids 類黃酮	Celery 芹菜
Magnesiun(MG++) 鎂（Mg++）	Vitamin C 維生素 C	Alpha lipoic acid α - 硫辛酸
Calcium（Ca++） 鈣（Ca++）	Vitamin E 維生素 E	
Soy 大豆	Co Q10 輔酶 Q10	

有鈣離子阻斷劑作用的食物與補充品

Alpha lopic acid α - 硫辛酸	Hawthorn berry 山楂
Vitamin C 維生素 C	Celery 芹菜
Vitamin B_6 維生素 B_6	Omega-3 fatty acids （EPA and DHA） Omega-3 脂肪酸 （EPA 與 DHA）
Magnesium （Mg++） 鎂（Mg++）	Calcium 鈣
N-acetyl cysteine N- 乙醯半胱胺酸	Garlic 大蒜
Vitamin E 維生素 E	

有血管張力素轉換酶抑制劑（ACEIs）作用的食物與補充品

Garlic 大蒜	Gelatin 明膠
Seaweed 海藻	Sake 清酒
Tuna protein/muscle 鮪魚蛋白質 / 魚肉	Omega-3 fatty acids Omega-3 脂肪酸
Sardine protein/muscle 沙丁魚蛋白質 / 魚肉	Chicken egg yolks 雞蛋黃
Hawthorn berry 山楂	Zein 玉米蛋白
Bonito fish （dried） 鰹魚（乾）	Dried salted fish 鹹魚乾
Pycnogenol 碧容健	Fish sauce 魚露
Casein 酪蛋白	Zinc 鋅
Hydroled whey protein 水解乳清蛋白	Hydrolyzed wheat germ isolate 分離水解小麥胚芽
Sour milk 優酪乳	

有血管張力素 II 受體阻斷劑（ARBs）作用的食物與補充品

Potassium 鉀	Vitamin B_6 維生素 B_6
Fiber 纖維質	CoQ10 輔酶 Q10
Garlic 大蒜	Celery 芹菜
Vitamin C 維生素 C	GLA and DGLA γ - 次亞麻油酸、DGLA

有 β 受體阻斷劑作用的食物與補充品

Hawthorn berry 山楂

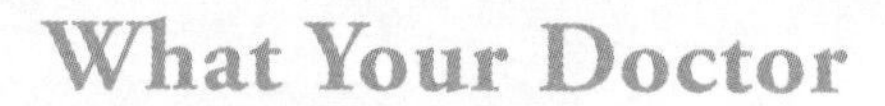

The Revolutionary Nutrition and
Lifestyle Program to Help Fight
High Blood Pressure

May Not
Tell you about

chapter *4*

高血壓療癒十步驟

無數的食品和補充品，可以有效緩解高血壓，作為長期計畫中的一部分，需要研發一份「十步驟高血壓研究計畫」，綜合正規醫學和替代醫療的精華部分，在看診同時，推薦給想要找回健康的患者。

> 很多種生活模式都會造成高血壓，包括肥胖、不運動、壓力過大、喝酒和抽菸等。既然有這麼多變數，會使血壓升高，因此必須就找一再確認血壓。

一個理想的世界中，也許可以推薦一些天然的營養補充品，讓人們在早餐喝著柳橙汁，血壓就會神奇的降到正常範圍，而且保持穩定；但是回到現實世界裡，卻沒有這麼容易。

無數的食品和補充品，可以有效緩解高血壓，但最好的結果，通常發生在長期計畫中的一部分。這也就是為什麼，我在「高血壓研究機構」研發一個「高血壓療癒十步驟」，綜合正規醫學和替代醫療的精華部分，在我看診的同時，推薦給想要找回健康的患者。

第一步：定期看醫生

罹患高血壓，定期看醫生絕對是最重要的一環。血壓會隨時間的推移上下浮動，尤其具有潛在動脈粥狀硬化條件，將會變得更糟。

很多種生活模式都會造成高血壓，包括肥胖、不運動、壓力過大、喝酒和抽菸等。既然有這麼多變數，讓血壓隨時可能升高，因此就必須一再確認血壓。最好的方法是，讀了這本書並運用其道理後，再到醫生那兒，聽到血壓改善的好消息！

開始這個計畫之前，請先去看看醫生，讓他知道你想要做的事情，以防萬一說不定，將有更適合你的方法。

量血壓的正確方法

量血壓這件事，看起來似乎不需用腦：衝進診所，撲通一聲坐下來。讓醫生或護士套好臂環，打進空氣，把聽診器放手臂上，然後開始洩氣，監聽聲音，然後把數字寫下來。很簡單吧？然而卻大錯特錯！

測量高血壓的過程，顯然複雜多了，一旦疏忽就可能導致不正確的讀數。理想情況下，量血壓前，應該安靜坐著五分鐘以上。房間需要安靜，座椅也要舒適，測量前不應該吃任何食物或咖啡，不可抽菸，不宜大量耗費體力，至少前一小時內，不可暴露在極端溫度中。

臂環也應該大小適當，也就是說要膨脹的部分，應該比你的手臂直徑寬約 20%，還有至少寬度大約兩倍；臂環應該平順的服貼在手臂。

手臂量血壓時，不可以晃來晃去，也不可以平舉在空中或任意擺放。相對的，醫生會輕輕地支撐你的手臂，在與心臟同樣水平高度。任何有拘束性的衣服、物品或錢包，都要拿開。

水銀柱應該與測量者的視線平齊，不然會被誤讀。

當充氣到聽診器聽不到聲音後，醫生或護士會慢慢洩氣，速度不能超過每秒 3 毫米汞柱。關鍵是要聽聲音的細微變化，不是急著做完。

如果需要的話，當完成第一個血壓讀數，測量第二個讀數前，應先等待一兩分鐘。

另外，如果醫生是第一次量你的血壓的話，應該要檢查三次：一次是在右臂，一次在左臂，一次在任一條大腿。有時候會發現讀數不符，這代表應該要檢查血管或其他問題。

一些健身房、藥局，或公共場合，也有全自動血壓機可以當作參考用，但不應該取代醫生的定期檢查。

請記住：這些讀數並不一定都很準確，機器可能有誤差。也許是因為維護不佳，或手臂沒有放在適當位置。體育館、藥局等公共場合也都很吵雜，光這點本身就會影響血壓。

第二步：採用改良版得舒飲食（DASH Diet）

良好飲食習慣，可以長期保持血管狀態和身體健康。事實上，如果患有第一期高血壓，也許可以僅僅透過 DASH-I 和 II 飲食來控制血壓。

得舒飲食（DASH Diet）不只可以降血壓，因為是以蔬菜水果和全穀為基礎，得舒飲食也能降低總膽固醇和 LDL（壞膽固醇），從而降低心臟病發作和中風的風險。而且由於 DASH 摒棄了大部分加工、含糖食物，它也可以幫助控制體重，減輕胰島素阻抗，並且抵抗糖尿病。

如果得舒飲食，加上限制鈉條件的 DASH-II 飲食，降血壓能力將比原來的 DASH-I 更高，尤其是鈉敏感的患者。

可參考第五章的改良版得舒飲食的詳細說明，那些都是患者所使用的方法。

第三步：使用 VasoGuard 治療

對於一些人來說，DASH 或 DASH-II 飲食本身就很有用。然而，對於其他高血壓患者，則需更多輔助，才能將血壓降到正常水準。如果再加上額外的補充品，就可以構成我的「VasoGuard 治療法」。

每天補充兩次下面列出的營養補充品。當血壓下降時，可以和醫生一起開始朝向減少降壓藥物的目標。

Omega-3 脂肪酸（DHA 和 EPA）	2gm
芹菜籽粉	500mg
鉀（檸檬酸）	20mg
維生素 B_6	100mg
天然綜合維生素 E	200IU
維生素 C	500mg
大蒜粉	200mg
牛磺酸	1,500mg
茄紅素（天然番茄萃取物）	1mg
生物素	800mcg
輔酶 Q10（Q-GEL®）	50mg
硫辛酸	100mg
鎂（如碳酸鹽 / 硫酸鹽）	185mg
鈣（硫酸鹽類，不是檸檬酸鹽或碳酸鹽類）	400mg

我們可以在大多數營養品商店或藥局購買到這些補充劑。關於配方的臨床研究，以及其他膳食補充劑對高血壓的影響，可以查看更新資訊：www.ana-jana.org。

某些情況下，「VasoGuard 治療法」可能正是你所需要的方式。喬安，女性，二十六歲的前模特兒，儘管經常運動，也保持和二十歲模特兒時期一樣的苗條身材，還是罹患高血壓。

她的血壓只是中度升高，所以也不必急於用藥。相反的，仔細觀察她的飲食習慣，發現她所採用的各種飲食法，都導致缺乏好幾種維生素和礦物質。一般說來，缺乏鈣、鎂和鉀，可能會引起高血壓。幸運的是，這個問題很容易就可以用營養補充品和健康飲食解決。喬安的狀況，正是如此。

＊注意：「VasoGuard 治療法」可能是高血壓研究計畫最精彩的部分，但這個特殊的營養保健品組合，只是整個計畫的一部分。

人們很容易認為，只要幾顆藥丸就可以解決問題，但這樣是不夠的；即使補充品能幫助降血壓，人們還是可以透過採用改良的 DASH 飲食，和計畫中其他要點達到更佳效果。

第四步：規律運動

患有高血壓的人常常對運動退避三舍，擔心這會提高血壓。運動可能真的會增加血壓，但只是暫時性。隨著時間進展，良好的運動計畫，會使心臟效率更高，並且改善血管張力，進而降低血壓。

第七章將討論運動的好處，並且幫助找出最適合自己的運動，安全展開運動計畫。

第五步：維持你的理想體重

眾所周知，肥胖本身就是高血壓的風險因素。

僅僅減去這些多餘體重，就可以把血壓降到一個更安全的範圍。減肥還有助於降低罹患糖尿病、中風、心臟病發作、癌症，和其他嚴重疾病風險。而且減重越多，運動就越容易。

四十五歲的朵恩，光是減肥就將血壓從 140/90，降至 120/83。當她被告知患有高血壓時，不免驚慌萬分，這位三個孩子的母親，採用像奧運會運動員一樣的減肥方案，減去了二十五公斤，消除多年來導致她高血壓的超重。如今的她，腰圍正常，且不用服用任何藥物。

第五章節，將討論如何遵循得舒飲食（DASH Diet），進行減重計畫。

第六步：舒緩生活壓力

許多研究已經指出，緊張、焦慮、恐懼等消極情緒，會升高血壓。相反地，隨著壓力減少，血壓也會跟著降低。

五十二歲的詹姆斯瞭解壓力會令血壓飆高，他解釋到：「我負責電影公司的合約談判，戰鬥是我賴以維生的工作。大吼大叫、甩電話，這一切都是每天的例行工作⋯⋯。」不幸的是，這些壓力把他的血壓逼到天際。詹姆斯上了減壓和情緒管理課程，而且非常認真。因為他並不想「英年早逝，留下孤兒寡母」。

經過一年左右的時間，在我們仔細監測之下，他學會控制自己，血壓也降到正常範圍內。「我發現到，我可以毫不動氣的談判，而且能活得更久，這是一個雙贏的局面。」第八章，將討論如何消除生活壓力。

第七步：減少酒精攝取，適量喝酒

過量飲酒會造成血壓升高，增加中風風險。長期每天攝取超過 20 克的酒精（大約兩種飲料剛好達這個量），會增加高血壓發病的可能性，並加重程度。酒精也會干擾身體吸收鎂和鋅的能力，這兩者都是保持正常血壓的必要物質。

如果患有高血壓，戒酒是最安全的舉動。如果真的要喝，每天最大攝取量絕對要少於 20 克，這大概是啤酒 720cc，或葡萄酒 300cc，或是 60cc 烈酒。如果限制自己的量，在啤酒小於 360cc，或 150cc 葡萄酒，或 30cc 烈酒，這樣將會更好。

第六章，將深入討論酒精。

第八步：減少咖啡因

咖啡因和高血壓之間的關聯性，無疑是脆弱且帶有爭議。

一些研究指出，咖啡因會引起高血壓，有的則說沒有。這種爭議可能出於，有些特定的咖啡因敏感族群，在攝取咖啡因後血壓升高，但是有些人血壓卻又沒有變化。這裡所知的是，咖啡因可能會刺激血壓上升，所以最好適量限制。

建議每天攝取的咖啡因小於 100 毫克，大約是 180cc 的沖泡咖啡，2.5 杯紅茶或兩罐 360cc 含咖啡因的罐裝飲料（不過最好還是減少或完全避免罐裝飲料。）

第六章，將再度討論咖啡因。

第九步：告別吸菸和菸草

根據美國心臟協會統計，每年因抽菸死亡者超過 43 萬例。[1] 戒菸和戒除其他形式的菸草，都是困難的事情，因為尼古丁是非常容易上癮的東西。但戒菸還是可以做到的，而且是必須要做到，因為所有形式的菸草，都會導致內皮細胞功能失調、高血壓、冠心症，以及其它嚴重問題。抽菸是心臟疾病、中風、肺癌和其他可怕疾病的主要危險因素，且削弱降壓治療所能提供心血管疾病的保護。

換句話說，再怎麼努力降血壓，只要抽菸，就會抵銷過去所做的努力。戒菸永遠不嫌晚，只要開始去做，健康就會改善。

事實上，會在一年內就看到戒菸對心血管的好處，不管幾歲都一樣。

以下有幾個改編自美國心臟協會建議的方法，來幫助戒菸：

- 列出所有想戒菸的理由表。
- 每天閱讀上表。
- 將列表包在香菸盒外頭，印到你的任何菸草容器上。如果想吸菸或咀嚼菸草，做任何動作前，先讀那張表。
- 想想吸的每一口菸。真的那麼重要嗎？你願意為這個而死嗎？如果不願意，放下它。

- 一點一點的戒。
- 為自己設定短暫的「無菸草」時間，嘗試一至二個小時沒有它，甚至半天。
- 讓吸菸變得更困難一點，或是咀嚼菸草。不要攜帶火柴和打火機，不隨身攜帶任何可以裝菸的東西。
- 當你覺得想要吸菸，盡量用運動代替。玩遊戲，或者找伴侶親熱，改變自己的慾望，用別的享樂取悅自己，而不是坐著抽菸度過週末。或去附近的老人中心，提供志工服務也行。
- 如果可能，避免到平時吸菸的地方，改去禁菸餐廳。
- 如果你已經戒菸，然後發現自己又再次吸菸或嚼菸草，不要責怪自己，請記住，這是難以破除的習慣，可能需要一些時間。

如果能夠自行戒菸，這很好。如果沒辦法，也不用對於尋求幫助感到不好意思。有許多可行的良好戒菸計畫，醫生可以提供尼古丁貼片、尼古丁口香糖，或是威博雋（Wellbutrin），都可以幫助削減菸草的使用量。（低量尼古丁通常不會引發血壓升高）

也可以在美國心臟協會（www.americanheart.org）等網站，取得戒菸相關所有資訊。

第十步：必要時使用正規藥物

「VasoGuard 計畫」可以降血壓並維持穩定，通常對於大多數人而言是有用的；但是當血壓上升到危險範圍時，就需要服用正規藥物。

不用太抗拒藥物！適量服用正確藥物，可以挽救生命，尤其是在緊急時刻。

第九章將會討論關於降血壓藥物的用途、優點和副作用。

新舊結合

「VasoGuard 計畫」是革命性的創新，高血壓研究計畫的其餘部分，則是基於最佳的正統醫學，主要根據 JNC7 建議【譯註】，另外也參考世界衛生組織，以及其他著名衛生協會提出的標準建議。

這本書推薦的各種保健食品，也都是基於最好的醫學，以及各項科學的有效驗證，證明其天然安全、溫和的使用方式，可以控制高血壓。

現在已經了解整體計畫概要，現在要開始鑽研其細節，讓我們從 DASH 飲食開始吧！

【譯註】

美國 JNC 7 高血壓指引 (the Seventh Joint National Committee hypertension guideline) 發表於 2003 年，詳細說明高血壓定義、治療目標與藥物治療選擇。負責制定高血壓指引的美國國家公立機構 National Heart, Lung, and Blood Institute (NHLBI) 於 2013 年中宣佈終止 JNC 8 制定過程。被指定參與 JNC 8 制定的專家學者們，仍於 2013 年 12 月在網路上公開發表一篇名為 2014 年以實證為基礎的高血壓處置指引報告，針對三個重要的高血壓臨床問題，這些專家學者回顧檢視具有證據力的隨機分派有對照研究文獻，最後提出九項建議及其證據等級強度，並將檢視的過程及考慮，詳細地說明。其內容與本書並無衝突。

chapter 5

完美減壓計畫：得舒飲食（DASH Diet）

許多情況下，改善飲食能顯著降低血壓，甚至逆轉不良影響。事實上，僅僅透過改變飲食，就可以使血壓回到正常。即使飲食不是解決問題的唯一方案，也肯定是對抗高血壓的重要部分。

科學家早就知道，肥胖和高血壓幾乎是同義詞，而且對於很多人來說，減肥絕對是降血壓最有效的方法。過多的脂肪，尤其脂肪圍繞在腰腹上，不僅使血壓升高，而且也令心臟疾病、中風、第Ⅱ型糖尿病、骨關節炎，和某些癌症的風險提高。

我們可能不覺得自己像一個穴居人，但是基因組成幾乎和古代人完全相同。然而，如同多數人一樣，現今飲食和生活習慣已經和古人相去甚遠。

人類從狩獵生活進化到農耕生活，從需要大量體力活動、攝取大量纖維質、鉀和 Omega-3 脂肪酸、低鈉以及低飽和脂肪，適度的蛋白質、粗製碳水化合物和卡路里，進化成「宅男宅女」：吃太多不天然、高度精緻的食品，包含大量飽和脂肪和反式脂肪、鈉、蛋白質與精緻碳水化合物，卻只有少量的 Omega-3 脂肪酸、維生素，或礦物質如鉀鈣鎂，因而付出健康的代價。

一些營養相關疾病，例如高血壓、糖尿病、冠心症、鬱血性心臟衰竭、癌症、肥胖症和高脂血症，已經成為當下流行病。除非徹底改變生活方式，不然可以想像這種情況將會繼續惡化下去。

幸運的是，現在能有所改變！現代醫學之父希波克拉底（Hippocrates）說：「食物是最好的醫藥！」今時今日來看再適當不過了。

特別是針對由不良飲食所觸發，或是令情況加劇的疾病更是如此。好消息是，許多情況下，改善飲食能顯著降低血壓，甚至逆轉不良影響。事實上，僅僅透過改變飲食，就可以使血壓回到正常。即使飲食不是解決問題的唯一方案，也肯定是對抗高血壓的重要部分。

最早的得舒（DASH-I）飲食

幾十年來，人們都知道，素食者平均血壓比非素食者低 10~15 毫米汞柱，而且素食者比較不會患有高血壓。他們似乎也不像其他人，會有收縮壓急升的狀況。而且越徹底執行素食，血壓越低。

研究人員開始思索，究竟為什麼大量蔬菜水果，可以對血壓產生正向影響？他們先做單一營養成分研究，看看其中哪一個可能是靈丹妙藥。但是經過多次試驗結果，似乎沒有定論。也就是說，各種營養素都是有用的，但似乎沒有哪一種特別優秀。

他們認為，也許整體效應會大於各部分的加總。**當單一營養物質與其它的物質組合時，原本只有些微的效果，經過組合後產生了加乘放大效應。**

考慮到這一點，1997 年的「國家心肺血液研究所」資助的一項計畫中，研究針對食物的綜合營養素對於血壓的影響。這項研究被稱為「高血壓飲食療法」，簡稱得舒飲食（DASH Diet）。

DASH-I 的研究，針對 459 名未經治療的成人，收縮壓小於 159 毫米汞柱，而舒張壓在 80~95 毫米汞柱之間，這代表有部分的血壓是正常的。事實上，只有大約 27%是高血壓患者。男性和女性比例大約相等，並且受試者當中，約有 60%是非裔美國人。

本項研究採用三種飲食法：

- 標準美式飲食組。
- 標準美式飲食，再加上蔬菜水果組。
- DASH-I 飲食，包含大量蔬菜水果，和少量脂乳製品，而且膽固醇、飽和脂肪和總脂肪含量低。

三組飲食都約含 3,000 毫克的鈉，是大部分美國人的平均鈉攝取量。受試者隨機分配，為期八週。研究期間，受試者無需試著降低鈉的攝取量、減肥或運動。

試驗結束時，無論是蔬菜水果組和 DASH-I 飲食組的血壓，都表現出明顯下降。這表示，只要吃更多的蔬菜水果，都很有幫助。

不過，DASH-I 飲食組的收縮壓和舒張壓降幅最大。而且血壓下降時間，早於其他組別，一開始吃就開始下降了，大約兩個星期時，達到最佳水準。

最具戲劇性的結果，出現在 DASH-I 飲食組中的高血壓患者，收縮壓降低達 11 毫米汞柱，舒張壓則有 5.5 毫米汞柱[1]。研究者們受到很大激勵，因為這和治療輕度高血壓的藥物，效果竟然一樣好。

第二代得舒飲食（DASH-II）

受到這份成功鼓舞，研究人員很快就嘗試第二項研究。既然知道降低鈉鹽的攝入，有助於降低血壓，決定測試得舒飲食加限制鈉鹽組，對上標準美式飲食組。這項研究被稱為「DASH-II 鈉」（或簡稱 DASH-II）。DASH-II 研究 412 名受試者，收縮壓範圍在 129~159 毫米汞柱，舒張壓 80~95 毫米汞柱。大約有 57%是非裔美國人，57%為女性，41%有高血壓。受試者一半隨機分配到 DASH-II 飲食組，另一半是標準美式飲食組。每個人同時規定具體的鈉攝取量：第一個月每天 4300 毫克，第二個月每天 2400 毫克，第三個月每天 1500 毫克。

結果顯示，僅僅減少鈉的攝取，就可以降血壓，不管是哪一組。但是 DASH-II 飲食組的血壓降幅明顯較大。一樣的是，高血壓患者血壓下降更多，尤其在 DASH-II 飲食，又限制鈉 1500 毫克的時段。不過血壓正常的人，在這種飲食組合，也出現顯著下降。

得舒飲食的更多支持論點

近年來的先驅研究結果，大為提振了得舒飲食（DASH-I 和 DASH-II）的有效性。這個隨機研究當中，受試者分為兩組：

・風險組：包括七十一名未經治療的高血壓患者，或是高血壓加上高血脂症患者，給予類似 DASH-I 的特定飲食。

・健康組：八十七名血壓、膽固醇和血脂正常的人。他們的飲食是由營養諮詢後而量身訂作。

經十週後，健康組的收縮壓和舒張壓，平均下降 2 毫米汞柱，但更令人印象深刻的是，吃類似 DASH-I 飲食的風險組，收縮壓降低 8 毫米汞柱，舒張壓也有 5 毫米汞柱。

先驅研究是近年來眾多研究中的一個[3]，這些研究關注焦點，是有關天然完整食物與血壓的關係，而不是分離的營養素（例如使用整顆蘋果取代由同一個蘋果中取得的維生素 C）。

這些研究的結果令人高興：按照 DASH-I 飲食，加上限制鈉攝取量為每天 1500 毫克，可以顯著降低血壓。可以看到，**這種效果相當於用單一藥物治療輕度高血壓**。這些結果是立竿見影、可持續，而且價格便宜。這種飲食可以提升營養狀況和生活品質。

如果你不想做本書建議的其他方法，單做這個就好！也許這樣就足夠了。

警告！

如果你目前正服用藥物控制血壓，不要用飲食來代替藥物。更改任何藥物劑量之前，請先向醫生諮詢。

改良版得舒飲食

許多研究已經證實，DASH-I 和 DASH-II 飲食對高血壓的價值。兩種得舒飲食都很好，然而，稍微做點微調，只要再減少碳水化合物的量，並增加良好的脂肪和蛋白質，它還可以發揮更大效益。

在我的高血壓研究計畫當中，提供病人改良版的舒飲食，針對高血壓患者最好的飲食法。

主要的改變，在於增加蛋白質和蔬菜的量，而且每天都要攝取好的脂肪，同時降低穀物、水果和乳製品。它也一樣是很好的減壓計畫。

以下是改良版得舒飲食內容：

節後神經元抑制劑

食物種類	份數	份量	建議
穀片、全穀類、麵類	每天 3~4 份	每天 30g 亞麻（乾的）或全穀物麵食 0.5 杯煮熟的穀片，1 片麵包，0.5 杯煮熟的全穀類	食用全麥麵包、全穀類、麵食。不要加糖。【譯註】

【譯註】

關於全穀與全麥：完整穀類富含完整營養與纖維，有益健康，但請注意不要過度攝取小麥或全麥食物。因為現代小麥麩質在品種改造過程中，經歷了很大的結構改變，內含更多人體無法完全分解的麥膠蛋白。我近年來不斷提醒可能有麩質不耐症的民眾，應該盡量避免食用可能含有麩質成分的食品。詳見《抗炎體質這樣吃》一書。

蔬菜類	每天 8~10 份	中的一份 1 杯生的（切碎）， 1/2 杯煮熟的 180cc 新鮮蔬菜汁	多吃蔬菜，要生的，或輕度烹調，不用添加鹽或脂肪。可以每天喝蔬菜汁代替，但要確保不含鹽。
水果類	每天 2~3 份	中的一份 1 杯生的（切碎）， 1/4 杯煮熟的	盡可能吃生的，如果要切碎，吃之前再切以保留所有維生素。
肉、家禽和魚類	每天 2~4 份	90~150g 煮熟	只吃瘦肉，去掉脂肪吃去皮家禽。冷水魚較佳。
乾豆、種子、堅果	每天 1~2 份	每天半杯煮熟豆類 2 湯匙種子， 1/3 杯堅果， 90g 豆腐	選擇無鹽的堅果類。避免使用罐頭，通常都高鹽高糖。
乳製品類	每天 1~2 份	每天 1 杯脫脂或低脂牛奶 或是優格 或起士（低鈉的）	乳製品是鈣的主要來源，盡可能選溫和的脫脂和低鈉鹽的種類。
油脂	每天 8~10 份	1 茶匙菜籽油美奶滋 1 茶匙橄欖油 1 茶匙 Omega-3 脂肪酸做成的醬	減少飽和脂肪，使用不飽和脂肪如菜籽油或橄欖油代替。
甜點	無		避開糖果、糕點、糖、蜂蜜、糖漿和果凍。

蔬菜水果多多益善

正如你所看到的得舒菜單中，蔬菜水果比你目前吃的份量還多，而且穀類比你目前吃的少。盡可能少吃肉、魚和家禽，雖然它們真的很好吃，如果你剛好迷上了標準的美式漢堡、薯條、可樂的話，這可能需要一些時間適應。

大多數人對飲食添加穀物都沒有問題，只是吃片全麥麵包或多份全穀物（參考 110 頁譯註）。但是，多增加幾分蔬菜水果就是另一回事。確保吃到足夠的量，試試以下方式：

・早餐來杯柚子汁。這是增加水果攝取量的簡單方法。

・早餐的醬料改成鋪滿水果。試試看，在麥片中加片水果，或是半杯藍莓。

・三明治裡放幾片番茄。

・吃點生菜，帶去上班，當成好吃的點心。

・用雞湯煸炒切片蘑菇，這可是優雅的配菜。

・想要美味、滿足、低脂肪甜點嗎？一杯洗淨草莓冷凍三十分鐘，然後放入攪拌器，加入 1/4 杯低脂優格攪拌就行了。

・午餐或晚餐時，先吃一大份生菜沙拉，然後再吃肉、魚或禽肉。

・用一杯切碎藍莓，加一杯脫脂優格，製成幕斯。

・自製蔬菜湯、素食辣醬、無肉咖哩，和炒蔬菜都很好吃，這些都是讓飲食中添加更多蔬菜的簡單方法。

控制鹽分！

DASH-II 就像 DASH-I，只是加上限制鈉。

毫無疑問，我們聽說食鹽（氯化鈉）對高血壓患者很危險，雖然通常是這樣，不過也不是所有人都一樣。這裡無法給出一個確切數字，但根據估計高血壓患者，大約有高達 60％的人有鹽敏感。也就是說，**吃越多鹽，血壓越高，而當他們減少鹽，血壓就下降**。我們也知道非裔美國人、老人和肥胖，更有可能具有鹽敏感，其中可能跟遺傳有關。

無論是不是鹽敏感，當採用 DASH-II 飲食法，都可以期望血壓下降，如上文所述，削減鈉的攝取量，可以幫助降更多血壓，這可能是因為鈉離子會增加總血量，如果是鹽敏感的人，壓力尤為明顯。

當限鈉條件加入 DASH-I 飲食後（DASH-II），高血壓患者的血壓，平均下降收縮壓 11.5 毫米汞柱，舒張壓 6.8 毫米汞柱。

而且限制越多鈉，血壓降越多，降血壓最好的方式，就是 DASH-II 飲食，因為至少包括適度的限制鈉。

美國典型的鈉攝取量，為每日 6~10 克（約 3~5 茶匙鹽），在某些地區，人們每天吃進 15,000~20,000 毫克，等於每天高達近 10 茶匙，然而人體的生理鈉需求是每天 500 毫克：大約只相當於 0.25 茶匙（實際需要的可能略高，尤其運動會因排汗失去鈉）。

我常猶豫要不要叫人立刻大量減鈉，尤其是極低鈉飲食可能很難長期遵守，嚴重的限鈉（每天少於 500 毫克）實際上可能導致脫水，所以通常建議 1500~2000 毫克的攝取量，只要在此範圍內，大多數都會看到血壓下降，而食物仍能保持好味道。

鈉不只是鹽巴而已

為了有效地削減鈉的攝取量，必須小心翼翼，加工品經常潛伏大量的鈉，如包裝和罐頭食品，讓我們無法第一眼就辨認出來。其中最大的嫌疑者是：

- 鹽——我們攝取的鹽，75% 來自加工食品，其它才是烹飪時的用鹽，也許是收起鹽罐的時候了。如果還沒有準備好，先用鉀鹽取代，在雜貨店或健康食品商店可以買到無鹽或鉀鹽產品。對了，當你使用鉀鹽，其實在兩個方面都有助於血壓正常：首先，減少了鈉；第二，攝取更多的鉀（每天至少攝取 2,400 毫克的鉀，才會有好效果）。
- 鹽水——用於醃漬和浸泡的鹹水溶液。當心醃製食品罐頭、蔬菜罐頭、肉罐頭，還有用高濃度鹽水包裝的海鮮。
- 味精（谷胺酸鈉）——味精是從番茄醬到中國菜中，都會有的不必要添加物，當你在外面吃飯時，可以問問服務生，如果餐廳使用味精，可以要求他們不要使用。在家裡就更沒有必要使用，如果只是想添加食物風味，添加天然香料就好。
- 小蘇打粉（碳酸氫鈉）——如果曾經用這個刷牙，那你就知道有多鹹！避免外面的烘焙食品或綜合包裝的食品，往往會含有小蘇打粉。少量小蘇打粉和泡打粉製成的食品，可以適量食用。
- 泡打粉（硫酸鈉鋁）——如果自行烘焙，可以用碳酸氫鉀的發酵粉替代。

除了消減或嚴格限制任何具有以上成分的食物，也應該提防包含以下這些東西的任何食物：

- 磷酸氫二鈉
- 海藻酸鈉
- 苯甲酸鈉
- 氫氧化鈉
- 丙酸鈉
- 糖精鈉
- 亞硫酸鈉

高鈉食品

需要避免的高鈉食品，部分列表如下：

發酵粉 *	堅果 *
小蘇打粉	鹽漬 *
烤肉醬	橄欖 *
肉湯調味料 *	洋蔥鹽
脫脂奶 *	香菜片
脫水芹菜，	各式淋醬
芹鹽	花生醬 *
即溶穀片	醬菜 *
起士（多數）*	爆米花（鹹的口味）*
乾酪 *	薯片或玉米脆餅 *
餅乾 *	蝴蝶餅
魚：罐頭、煙燻、裹粉 *	調味料
冷凍食品	沙拉醬（瓶裝或混合乾燥）
蒜鹽辣根 (番茄醬製成)*	鹽
胡椒檸檬醃漬汁	酸菜
肉汁	香腸
肉：罐頭、煙燻、醃製肉類	湯：罐裝或包裝的醬油 *
猶太潔淨肉	牛排醬
肉（加嫩精的）*	紅燒醬油 *
谷胺酸鈉（味精）	蔬菜汁 (罐裝)*
芥末（加工品）*	辣醬油 *

*有低鈉鹽的版本

高鈉藥物

你可能沒有意識到，某些成藥含有高濃度的鈉，所以要經常檢查鈉含量的標籤。一些含鈉的常見藥物，包括如下：

- 胃酸發泡錠（Alka-Seltzer）
- 消化汽水（Bromo-Seltzer）
- 健胃仙液（Gelusil liquid）
- 速胃舒懸液（Maalox suspension）
- 美達施（Metamucil instant mix）
- 鎂力貳液（Mylanta-II liquid）
- 制酸劑（Rolaids）

這些藥物在大多數情況下，有低鈉版本。可問問醫生或藥劑師。

限制鈉攝取量，可以吃？

你可能認為，如果避免名單上所有的高鈉食品，那就沒得吃了！但也有很多鈉含量低或中等的美味食物，進行限鈉飲食時，可以選擇：

◇全穀類與麵食類：

無鹽穀物或麵條、碎小麥、未發酵麵包、墨西哥薄餅、無鹽爆米花與酵母麵包（最多每天三份）。

◇蔬菜類：

不添加鹽的任何新鮮、冷凍或罐頭蔬菜。不加鹽的蔬菜汁。

◇水果類：

不加鹽或糖，新鮮的、冷凍的或罐裝的水果。

◇肉、家禽、魚類：

無鹽的新鮮或罐裝肉類、家禽或魚。無鹽素肉產品。

◇乾豆、種子、堅果類：

無鹽堅果或種子、無鹽乾豆類、豆腐。

◇乳製品：

牛奶、無鹽起士、低鈉起士（如瑞士起士、義大利鄉村起士、格魯耶爾起士），無糖和冷凍優格。

◇湯類

自製湯（鹽限量），低鈉鹽的罐頭湯。

◇脂肪和油脂類：

最好是無鹽或低鈉的 Omega-3 脂肪酸淋醬，或是菜籽油美奶滋。使用橄欖油、醋或檸檬，所調製成的沙拉醬。

◇調味料類：

藥草、香料、大蒜、檸檬汁、洋蔥、塔巴斯科辣椒醬、胡椒粉、醋、新鮮辣根、油、香草、薄荷、檸檬萃取物等。注意人工的肉和蔬菜萃取調味料。如果沒有吃任何包裝食物、加工或罐頭食品，每天可以食用 1/4 茶匙食鹽。

▍減鈉小秘方

- 拿掉鹽罐，烹飪時不加鹽。
- 如果無法調整到完全不加鹽，先從鹽量減半開始。一個星期後再繼續減量，直到可以完全不用鹽。
- 請記住，大部分的鹽和鈉，都來自加工食品，食用前先看標籤，盡可能不要使用加工食品。
- 嘗試用檸檬汁和新鮮胡椒粉，帶出家禽或魚的風味。

- 醃漬罐頭食品（比如鮪魚罐頭）用水沖洗，以除去一些鈉。
- 使用少鈉或無鹽的食物和調味品（如各種芥末、番茄醬、醬菜、調味料）。
- 即使是低鈉醬油，也要像用鹽一樣：非常謹慎的使用。
- 當心多種成分的菜餚，如比薩或冷凍食品，因為通常鈉含量極高。
- 嘗試使用香料代替鹽巴。你會發現食物風味變得更好。
- 以下這些東西要亮紅燈：煙燻、鹽醃、醬油、大骨高湯、肉汁清湯等。

用香料調味吧！

想要減鹽？香草和香料，可以是最好的朋友。

看看現在可以運用的一些香料，很可能就擺在家中的櫃子當中：

- 羅勒——燒烤魚或雞時，可以添加 0.5 茶匙到兩湯匙橄欖油，攪拌使用，蒸蔬菜時加半茶匙下去；燒烤雞或牛的時候，每半公斤可以加 3/4 茶匙。
- 辣椒粉——燉湯時，可以加入一湯匙素食辣椒，撒上半茶匙在四杯爆米花上；烤魚片上可以撒上一茶匙辣椒粉、一湯匙檸檬汁，和 1/3 杯切碎的生洋蔥。
- 咖哩粉——烹飪的最後階段將煮熟的糙米加入一點五至兩茶匙；可以加兩茶匙到低鈉番茄醬，配兩杯的燉蔬菜；煸炒雞肉和蔬菜時，可以加一點五茶匙。
- 蒔蘿——一茶匙時蘿與一湯匙低脂、低鈉、氫化人造奶油攪拌，可以塗烤麵包或拌麵；可以添加 0.5 茶匙到兩杯新鮮的蒸豆子中。

- 薄荷——烹煮豌豆時，可以添加新鮮切碎的薄荷葉；也可以當作新鮮的水果沙拉配菜。
- 肉荳蔻——添加一茶匙到兩杯煮熟的胡蘿蔔；撒在新鮮水果上；烹調每半公斤雞肉，可加上 1/8 茶匙肉豆蔻。
- 奧勒岡——一茶匙奧勒岡與一湯匙低脂、低鈉、氫化人造奶油攪拌，可用於魚或雞肉調味；撒上新鮮的蔬菜沙拉；拌一至二茶匙到煮熟的麵條。
- 迷迭香——作成肉餅之前加一至二茶匙；在烤馬鈴薯上撒個半茶匙；每一點五公斤雞肉裹粉前可加個半茶匙迷迭香。
- 龍蒿（又叫茵陳蒿）——炒蘑菇時，可以添加 1/4 茶匙；每半公斤雞絞肉可加一茶匙調味；可加在蛋中用來作低脂美奶滋。

擺脫多餘體重

科學家早就知道，**肥胖和高血壓幾乎是同義詞**，而且對於很多人來說，減肥絕對是降血壓最有效的方法。過多的脂肪，尤其脂肪圍繞在腰腹上，不僅使血壓升高，而且也令心臟疾病、中風、第 II 型糖尿病、骨關節炎，和某些癌症的風險提高。

「要怎麼知道自己超重？」一般經驗法則是這樣的：對於女性的腰圍，超過 35 英寸（89cm），對於男性超過 40 英寸（102cm），加上如果 BMI（身體質量指數）也大於 25，那麼就算過重。【譯註】

【譯註】

因東方體型上之差異，台灣衛生署建議之標準如下：
男性腰圍≧90公分（約35.5吋），女性腰圍≧80公分（約31.5吋），則屬於肥胖。

計算你的 BMI

BMI 等於體重（公斤）除以身高（公尺）的平方。

如果體重 54 公斤，身高 1.6 公尺

那麼，BMI=54/（1.6*1.6）=21

如果你的 BMI 大於 25，現在就要做點事情了！

注意：BMI 對某些族群，並不是一種準確的計量法，例如職業足球運動員或摔跤手，可能有很高的 BMI，那是因為他們大部分的體重是肌肉，而不是脂肪，所以儘管 BMI 很高，這個人並沒有超重或肥胖；另一方面，**一些非常瘦的模特兒可能 BMI 很低，但仍可能脂肪過多**，為什麼？因為她們體重中只有少量肌肉，身體主要是脂肪，而不是肌肉，因此相對於體重，他們脂肪太多而肌肉太少。【譯註】

足球運動員、芭蕾舞者，和其他人可能需要比 BMI 更好的工具，進行確定是否超重，或有過多脂肪。不過，對於大多數人而言，BMI 是一個好用的工具。

【譯註】

除了 BMI（身體質量指數），現今認為體脂肪比率測量，更能說明身體組成是否健康。體脂肪比率代表脂肪佔全身體重的百分比，一般係由體脂機透過電阻的原理方式測得，台灣衛生署定義 30 歲以上男性體內脂肪的百分比超過 25%，女性超過 30%，或 30 歲以下男性體內脂肪的百分比超過 20%，女性超過 25%，便可稱為肥胖。

多餘體重如何升高血壓？

「為什麼多餘體重，會引發高血壓？」

首先，脂肪是活的組織，需要血液提供營養及清走廢物。根據估計，每半公斤脂肪，需要的微血管有 1.6 公里長，這都是血管額外的負擔，使得心臟要加倍努力供血。

當身上有十、十五、二十五，甚至是五十公斤的多餘脂肪，那對心臟的工作量，將會是一大負擔！

過重，也會導致胰島素阻抗。胰島素是一種荷爾蒙，有助於血糖進入身體細胞，讓血糖作為細胞的燃料。胰島素的作用就像一把鑰匙，用來結合到細胞膜上的胰島素受體，一旦胰島素與受體結合，就會打開門戶讓葡萄糖進入細胞，但是如果胰島素不足，就會有許多細胞保持在鎖定狀態，補充不到燃料，即使血中葡萄糖濃度可能飆上天，葡萄糖還是只能在血中飄浮，無法進入細胞供應能量，這種情況是身體胰島素的製造不足，稱為第 I 型糖尿病。

不過，這種狀況也可能發生在身體已經產生足夠的胰島素，但是細胞卻無法做出相對反應的狀況。如果細胞忽視胰島素開門的指令，就被稱為胰島素阻抗，體內有大量的葡萄糖和充足的胰島素，但是基於某些原因，胰島素無法解鎖細胞，使葡萄糖只能在血液中漂流。

「為什麼葡萄糖無法進入細胞？」其中的兩個原因，都與超重有關，**脂肪細胞會阻斷細胞膜上的胰島素受體，使得胰島素無法完成工作**；其次是**脂肪細胞本身具有胰島素阻抗性，所以脂肪細胞越多，胰島素阻抗的狀況越嚴重**。

當然，身體可不容許葡萄糖送不進細胞，因此胰臟會分泌更多胰島素，試圖打開細胞送進葡萄糖，這樣做可能有用，額外的胰島素，也可能迫使葡萄糖進入細胞。

可是這樣一來只解決一個問題，卻又造成另個問題。體內過多的胰島素可是有危險的，體內胰島素增加，相對造成血中的鈉滯留，造成總血容量以及血壓上升，還會加速動脈粥狀硬化，使血管變得更加硬化、狹窄，阻力更高。

體重下降＝血壓下降

好消息是，許多情況下——減肥，就會讓胰島素阻抗和高血壓獲得立即改善，可以說事實上，減肥是顯著降壓的最有效方法之一[4]，不管是超重的高血壓患者[5]、血壓正常偏高的肥胖者[6]、沒有肥胖的高血壓患者，和血壓正常偏高的一般人 7，而且體重不用一路減輕到理想體重，就能看到血壓變低[8]。

有兩個關鍵的研究，針對高血壓預防 I 和 II 的試驗，結果指出，光是減去 4.4 公斤體重，就可以達到平均收縮壓降低 7 毫米汞柱，舒張壓降低 5 毫米汞柱，這聽起來或許沒有很多，但是請記住，舒張壓每降低 1 毫米汞柱，冠心症的風險降低 3%，中風機率降低 7%，而收縮壓降低的效果，則更令人印象深刻。

減肥是必要的行動，但要注意的是，外界流傳許多不平衡的飲食法，雖然達到減重效果，卻讓鈣、鉀和其他控制血壓所需要的營養素缺乏，切記避免崩潰式和瘋狂的減肥飲食法。

採用得舒飲食（DASH Diet）

得舒飲食（DASH Diet）的建議份量（DASH-I 或 DASH-II），每天大約 2,000 卡路里。如果自己有明顯過重或運動量大，那代表有可能現在每天攝取超過 2,000 卡路里，所以光是採用得舒飲食，就會像是施行減肥計畫。

另一方面，如果習慣久坐，體重不到 75 公斤，或僅是微胖，可能每天只需要 2000 或更少的熱量，這種情況下，要將每日飲食熱量降至 1,600 卡路里左右，仍可透過吃下比建議份量少的方式進行減重。

每天約「1600 卡路里熱量」的改良版 DASH 飲食，參考菜單如下：

穀片，全穀類	每天 3 份
蔬菜	每天 8 份
水果	每天 2 份
肉類，家禽，魚	每天 2 份
乾豆類，種子，堅果	每日 1 份
乳製品	每日 2 份
脂肪和油	每天 4 份
甜點	每天 0 份

如果遵循基本的指導方針，可以同時降低血壓和減重，既然減肥就有助於降低血壓，就能同時從這兩個面向一併解決問題。

學習老祖先的自然調味

看待得舒飲食（DASH Diet）最好的方式，就是回頭看看我們的老祖先——舊石器時代的人，試試模仿他們的生活方式。

那個時代，他們在樹林中漫步，吃的食物是可以找到的漿果和蔬菜根莖類，運氣好的話，可以打到一頭野生動物，就有少量瘦肉搭配蔬菜水果一起吃，食物從來不加鹽，因為並不需要。至於防腐劑或其它加工——算了吧！大多數情況下，吃的都是大自然提供的饗宴，以最自然狀態呈現的食物，就算怎麼調味，用的也還是來自附近的藥草。

這就是改良版得舒飲食的重點：回到更自然的飲食方式，

擺脫不良飲食所引起的高血壓，使身體機能恢復正常。

那麼，到底每天還可以吃些什麼東西？對於很多人來說，改良版得舒飲食，代表增加一倍的蔬菜水果攝取量、減去脂肪，採用低脂或脫脂乳製品。（得舒飲食還有一個額外好處，因為不吃加工食品，可能會省下更多花費）。以下是一份菜單範例：

◇早餐

0.5 顆葡萄柚

1 杯煮熟燕麥片

1 杯綠茶

1 杯藍莓

1 片裸麥吐司

1 茶匙 Omega-3 塗醬

◇午餐

＊火雞三明治：

120~180g 去皮烤火雞白肉

2 茶匙菜籽油美奶滋

2 片全麥麵包灑上龍蒿

＊生菜，包括：

1 杯花椰菜

2 棵芹菜

1 整顆番茄

＊ 1.5 杯生蘑菇蔬菜醬，包括：

橄欖油、醋、蒜末

＊水果

1 顆柳丁

1 杯低脂優格

＊點心

0.5 杯莓果

◇晚餐

120~180g 烤鮭魚

1 杯嫩皇帝豆

＊沙拉：

1 杯生菠菜

0.25 杯切碎紅洋蔥

0.5 顆切碎番茄

0.3 杯黃瓜切片

2 湯匙橄欖油基底醬料

1 片裸麥粗麵包

1 杯綠茶

＊點心

1 杯新鮮莓果

千里之行，始於足下

如果完全遵循改良版得舒飲食，聽起來不可能做到，或者令人感覺改變太劇烈，不用擔心！

不要寄望一夜之間，變成為一個完美又精瘦的飲食機器。把得舒飲食想像為「足球場球門」或是「馬拉松終點」，就是繼續朝這個方向努力，不管需要多長時間才能到達，無論受到鹽份、脂肪，和加工食品妨礙多少次。

從增加蔬菜水果和穀物的份量，還有降低脂肪攝取量開始，逐步減少鈉的攝取量，但是也不需要減到讓食物變得毫無滋味。

你可能會發現，一旦開始減鹽，食物的原味其實很美味，新鮮水果和蔬菜，也有著過去所不知道的微妙滋味。盡所能的去做，如果偶爾走偏了，吃一次非得舒飲食，放輕鬆點！只要重新開始，確保下一餐回到正軌即可。

得舒飲食只是一個「破折號」，重點是過程，雖然緩慢卻穩定。正確的飲食生活，會是一場馬拉松，而不是短跑。為了幫助你開始新的飲食計畫，以下提供一些既美味，對心臟健康與血壓又好的食譜。

美味菜單

你可以隨意嘗試，創造自己的靈感食譜，不過別忘了，增加新鮮水果和蔬菜、全穀類，和含有豐富 Omega-3 脂肪酸的食物，同時減少鈉和飽和脂肪的攝取量。

◇創意早餐：菠菜炒雞蛋和新鮮莎莎醬

這是簡單營養的早餐，加上富含 Omega-3 的雞蛋，營養豐富。富含 Omega-3 的雞蛋可在很多商店買到。

先做莎莎醬：

＊莎莎醬

・1 束香菜
・0.25 杯紅洋蔥切成小塊
・1 個小辣椒去籽切碎
・1 杯切碎的新鮮番茄
・0.25 杯切碎的紅椒
・2 湯匙鮮榨檸檬汁

一起攪拌充分混合。封蓋冷藏待用。

＊菠菜炒雞蛋

・1 茶匙橄欖油
・1/4 杯香菇切片
・1/4 杯蔥花
・1/4 杯紅椒丁
・1/4 杯切碎青椒
・2 顆 Omega-3 雞蛋
・1 茶匙水
・1 杯新鮮菠菜

橄欖油倒入中等大小的平底不沾鍋，中火爆香香菇、洋蔥和辣椒大約兩分鐘，關火盛盤，用小碗打蛋加水，將蛋液加入炒蔬菜的平底鍋中，加入新鮮的菠菜葉拌勻，再煮兩至三分鐘，最後淋上莎莎醬即可，這樣是一份。

◎健康堅果吐司

用簡易的能量早餐，取代奶油烤麵包。小麥胚芽含有維生素 B_1、維生素 E、鎂和硒；杏仁醬含有豐富的鉀、鎂和單元不飽和脂肪，搭配優格，就是完整又營養豐富的一餐。

- 2 片全麥麵包
- 2 湯匙杏仁醬
- 2 湯匙烤小麥胚芽
- 0.5 杯新鮮莓果

麵包烤到焦黃，趁熱塗上一湯匙杏仁醬，灑上小麥胚芽和莓果，這樣是兩份。

◇主餐

＊雞肉沙拉三明治

這是由「華爾道夫飯店」所開發的三明治，野餐和午餐最受歡迎的一道菜，出發打包時別弄濕了。

- 1 杯煮熟的切塊雞胸肉
- 0.5 杯芹菜片
- 0.5 杯葡萄切片
- 0.5 杯切碎核桃
- 0.5 杯去皮切塊紅蘋果
- 2 茶匙菜籽油
- 1/8 茶匙黑胡椒
- 0.5 茶匙芹菜籽
- 1 個全麥皮塔餅（口袋薄餅），切成兩半

將所有原料塞入切半皮塔餅，吃這種沙拉的另一種方法，將其舀進半顆挖空的哈密瓜或木瓜，單吃皮塔餅。無論哪種方式都很美味。這樣是兩份。

＊燻火雞酪梨捲

好吃又富含維生素的酪梨捲，搭配濃湯或水果沙拉都好。請記住，要找像扁豆、綠豆、黃豆一樣，能提供廣泛營養素的豆類或豆芽。

- 1 個菠菜或番茄羅勒墨西哥玉米餅
- 1 湯匙鷹嘴豆泥
- 120g 低鈉燻火雞切片
- 0.5 顆小的成熟酪梨，去皮切片
- 0.5 杯豆芽（綠豆、黃豆、扁豆）
- 0.5 顆切塊羅馬番茄
- 0.5 杯生菜

將墨西哥玉米餅攤開，中間均勻塗上豆泥，鋪上火雞肉、酪梨片、豆芽、番茄、生菜，將它捲起來一部分，兩端折疊後再完成捲餅，用點力捏緊，別灑了，這樣是一份。

＊地中海燉牛肉

大家認為在西班牙、意大利、法國南部，和中東地區的心臟疾病發生率較低，因為那裡的人通常攝取大量紅酒，再加上大量單元不飽和脂肪、蔬菜水果、魚肉和堅果種子等，橄欖、葡萄酒和松子，造就了豐富的地中海風味餐點，只需要簡單燉煮三十分鐘就行。

- 2 湯匙特級初榨橄欖油
- 半公斤燉煮用小牛肉，去掉所有可見脂肪，切成 4 公分大小的立方體
- 4 瓣切碎大蒜
- 2 杯切碎黃皮洋蔥
- 1 杯紅葡萄酒

- 2 杯切碎番茄
- 半公斤綠花椰菜
- 1 杯新鮮剁碎羅勒
- 1 小罐切片黑橄欖
- 4 湯匙松子
- 現磨黑胡椒

煎鍋倒入橄欖油，中火加熱，小牛肉煎成棕色後先移開，加入大蒜和洋蔥爆香再炒三分鐘，然後加酒煮一分鐘後，開中小火，加入番茄、花椰菜和牛肉，蓋上蓋子燜煮二十分鐘，拌入新鮮羅勒、橄欖和松子，再煮五分鐘，最後用胡椒調味，這樣是四人份，加上覆盆子香醋沙拉就可以上桌了。

＊熱帶風烤鮭魚

鮭魚富含 Omega-3 脂肪酸，有益心臟健康，其他營養素，還包括蛋白質、鉀、硒，和非常豐富的維生素 B12。生薑、荳蔻、辣椒粉、小茴香等調味，令這道美味魚成為絕佳主菜。

- 120~180g 鮭魚片
- 1 茶匙新鮮薑末
- 2 湯匙新鮮檸檬汁
- 1~2 湯匙特級初榨橄欖油
- 4 茶匙辣椒粉
- 2 茶匙磨碎的檸檬皮
- 0.75 茶匙小茴香
- 0.25 茶匙肉桂粉
- 幾許肉荳蔻
- 檸檬片（想要加的話）

將鮭魚和生薑、檸檬汁等放入密封袋中，然後放入冰箱醃一小時，偶爾翻動。

烤箱預熱到 400 度，從袋中取出魚，用橄欖油輕輕刷魚片，在小碗裡攪拌辣椒粉、檸檬皮、小茴香、桂皮、肉荳蔻等，擦抹在魚片兩側。

烤盤事先塗抹油以防黏盤，再將魚放上。

烤上十至十五分鐘，或直至魚烤熟，如果用叉子很容易刺穿表示熟了。如果需要的話，可搭配點檸檬片，這樣是四人份。

◇奶昔

奶昔可令早餐增色、午後提神的好甜點，富含 β-胡蘿蔔素、蛋白質、類黃酮、果膠、維生素 C，還有 Omega-3 脂肪酸，採用配方為參考，創造出自己的奶昔。

＊綜合水果奶昔

・1 杯草莓

・1 顆熟的桃子

・240ml 豆漿

・1 茶匙亞麻籽油

・1 杯碎冰

桃子去皮，加豆漿用果汁機攪拌，直到變成奶昔狀，然後加入亞麻籽油和碎冰，再次攪拌直到變得厚重像奶油一樣，這樣是兩份。

爲健康持之以恆

以上提供了幾道靈感食譜，這只是一個美好的開始。

只要你喜歡，可以很有創意，也可以保持簡單。一些患者喜歡精心準備美食，有的則習慣整碗的全穀類、蔬菜和水果沙拉，配上烤魚或雞肉，其中沒有對錯之分。

唯一要考慮的是——成效，哪種食譜配方可以幫助你長期遵守改良版得舒飲食。

請記住，這不是一個短期飲食，不是血壓回到安全時就捨棄，這是對於身體健康的一輩子承諾，應該一直保持下去。

chapter *6*

設計自己的食譜

改良版得舒飲食，提供一個降低血壓，並減少心臟疾病、中風、第二型糖尿病和某些癌症（特別是乳腺癌、前列腺癌和結腸癌）風險的絕佳機會。

現在，讓我們試看看，轉換成現實生活的飲食計畫。

只要有可能，盡量讓營養素維持完整食物的形式。完整食物狀態的營養素，更好吸收，它們天生就與其他的營養成分組合，這樣能有助身體吸收，而且食物味道比起藥丸好太多了。

單單只是增加水果、蔬菜和穀物，同時降低鈉和脂肪的攝取量，就已經幫了身體一個大忙。

換句話說，這裡所要做的就是透過改良版得舒飲食，給自己一個降低血壓，並減少心臟疾病、中風、第二型糖尿病和某些癌症（特別是乳腺癌、前列腺癌和結腸癌）風險的絕佳機會。

如果你更喜歡打造食譜，可以使用以下食物和補充品列表作為架構，設計屬於自己的降壓飲食計畫。

創造自己的降壓飲食指南

下表建議食物，已被證實可以幫助降低血壓。如果能將所有品項運用到日常生活，做成自己的創意食譜，那就太棒了！

假使沒辦法，也不用擔心，把焦點放在 1~9 項對抗高血壓的主要武器。

1、鈉—— 1,500~2,000 毫克。

2、鉀—— 2,400~4,000 毫克。

3、鉀 / 鈉比（鉀納比值）—— 2：1 或 5：1，或是更高，重點是絕對要大於 1：1。

4、鎂—— 500~1,000 毫克。

5、鈣—— 1000~1500 毫克。

6、鋅—— 25 毫克

7、蛋白質——每公斤體重 1.0~1.2 克。

8、脂肪——佔總熱量的 25~35%：10% Omega-3 PUFA（多元不飽和脂肪酸），10% Omega-6 PUFA（多元不飽和脂肪酸），50% Omega-9 MUFA（單元不飽和脂肪酸），瘦肉或野生動物肉類的飽和脂肪酸，應少於 30%。PIS 比值，也就是多元不飽和脂肪比上飽和脂肪，應大於 2：1；且避免任何反式脂肪酸。

9、碳水化合物——應低於總熱量 35%，要優先選擇複雜碳水化合物，比如全穀類、蔬菜、豆類和豆莢等。

10、大蒜——每天大蒜 4 瓣或 4 克。

11、蘑菇——沙拉或炒菜時，加點香菇、舞茸和蘑菇。

12、番石榴—— 1~2 顆中型尺寸

13、裙帶菜海藻——裙帶菜乾 3~3.5 克（2 湯匙）。

14、芹菜——以下任選一種：每天 4 根，或是一天三次 8 茶匙芹菜汁，或是一天兩次 1,000 毫克芹菜籽萃取物，或每天三次 1~15 茶匙芹菜油（酊劑）。

15、茄紅素——每天 10 毫克。新鮮番茄和番茄製品、番石榴、西瓜、杏桃、粉紅葡萄柚、木瓜，都富含茄紅素。

16、營養補充品——攝取以下這些維生素、抗氧化劑和保健補充品，補足理想飲食：

維生素 C	每天兩次 250~500mg
維生素 E	每天 400~800 IU
維生素 B_6	每天一次或兩次 100mg
輔酶 Q10	每天一次或兩次 60mg
硫辛酸	每天兩次 100~200mg
N- 乙醯半胱胺酸	每日兩次 2~3g
山楂萃取物	每天 160~900mg
左旋肉鹼	每天兩次 1000mg
牛磺酸	每天兩次 1.0~1.5g
生物素	每天兩次 800mcg

將營養素轉爲眞正食物

現在，讓我們試看看，轉換成現實生活的飲食計畫。

盡量讓營養素維持完整食物的形式，因為完整食物狀態的營養素更好吸收，它們天生就與其他的營養成分組合，這樣能有助身體吸收，而且食物味道比起藥丸好太多了。

◇補充鉀

限鈉，是高血壓研究計畫的重點，而補充鉀也一樣重要。正如第三章所說，很多研究一再指出，實行高鉀飲食或補充鉀的人，他們的血壓比那些沒有補充鉀的人低。

「這是為什麼？」因為鉀就像天然利尿劑，幫助體內排出過多的鈉。鉀不足的話，許多人體內就會保存水份，這會增加血液量，導致血壓上升。

諷刺的是，如果使用利尿劑排除多餘水份，可能會失去大量的鉀。利尿劑和皮質激素類藥物，都會藉由尿液將鉀排出體外，體內的鉀也會經由大量出汗、酒精攝取過高、輕瀉劑過度使用，或頻繁嘔吐或腹瀉而流失。

攝取大量的含鉀食物，可以減少某些人降壓藥的需求，建議每天吃至少六個高鉀食物。

幸運的是，高鉀食物很容易找到，而且美味。

高鉀食物表

名稱	份數	含鉀量（mg）
杏子（乾）	10 片	482
杏子（生）	3 個中型的	313
酪梨，加州	半個中型的	548
酪梨，佛羅里達州	半個中型的	742
香蕉	1 個中型的	451
綠色豆類	105g	260
花椰菜	1 杯	235
哈密瓜	半個中型的	812
蘿蔔	1 個大的	341
去皮雞肉（烤的）	半個雞胸肉	240
棗子	10 顆	541
比目魚 / 鰈魚	105g 生的	366
白葡萄柚	半個中型的	175
蘑菇	10 個小的	414
柳橙	1 個中型的	250
新鮮柳橙汁	半杯	250

桃子	1 個中型的	171
花生	30g	222
豬肉（煮熟瘦肉）	2 片	311
烤馬鈴薯	1 個中型的	503
梅干	10 個	626
葡萄乾	0.3 杯	375
生鮭魚	100g	387
煮熟菠菜	半杯	291
熟橡實泥	半杯	330
葵花籽	1/4 杯	210
烤紅薯	1 個小的	300
番茄	1 個中型的	254
去皮火雞（烤的）	105g	305
西瓜	1 杯	186

◇最大化鎂攝取量

許多人體研究指出，**攝取鎂越多，血壓越低**。部分是因為鎂可以放鬆血管，防止收縮和痙攣的能力，**鎂也有助於調節細胞內的鈉、鉀、鈣等三個礦物質**，這三者在維持健康血壓都有關鍵作用。

各種各樣食品中都含有鎂，其中許多是得舒飲食的主食。建議每天攝取 500 到 1000 毫克，但可能無法全部從食物中獲得。因此，先試著每天從得舒飲食計畫中，至少含有兩份富含鎂的食物，然後攝取營養補充劑，用以彌補不足：

鎂的良好來源

食物名稱	含鎂量（mg）
杏仁，30g	77
酪梨（佛羅里達州），中型	52
香蕉，1 個中等大小的	33
冷凍白鳳豆類，0.5 杯	44
鷹嘴豆類罐頭，0.5 杯	80
冷凍利馬豆類，0.5 杯	46
甜菜（煮熟的），0.5 杯	106
麥麩片 0.5 杯	35
巴西堅果，30g	64
全麥麵包，1 片	26
生花椰菜，2 棵	48
腰果，30g	76
可可粉，1 湯匙	20
鱈魚（煮熟），90g	36
生的羽衣甘藍，100g	57
生玉米棒，15cm	51
大比目魚乾，90g	90
生芥藍，100g	37
脫脂牛奶，1 杯	28
麵條與雞蛋（煮熟），1.5 杯	21
煮燕麥片，1 杯	56
花生，30g	59

豌豆乾，0.25 杯	81
冷凍碗豆，0.6 杯	25
生馬鈴薯，1 個中等大小	34
冷凍生大黃，1 杯	25
碎小麥餅乾，1 片	40
生蝦，30g	30
大豆乾 30g	76
生菠菜，100g	88
生的夏南瓜泥，0.5 杯	16
葵花子（去殼），0.25 杯	17
豆腐，100g	111
生番茄，1 個大的	28
生蘿蔔，100g	58
小麥胚芽，1 湯匙	37

◇**增加鈣質**

小時候，當媽媽叫我們喝牛奶時，她可能幫助了血壓以及骨骼成長。研究指出，充足的鈣有助降血壓，也降低罹患高血壓的風險。

得舒飲食中，建議乳製品兩到三份，足以提供約 850 毫克的鈣。強烈建議三份都要吃，然後利用營養補充品，將鈣的攝取量，提高到 1000~1500 毫克的範圍。

有些人也許會想跳過熱量，而只服用營養補充品，不過食物中的鈣更好吸收。所以，還是喝牛奶吧！

鈣的良好來源

食物名稱	含鈣量（mg）
原味脫脂優格，1 杯	452
脫脂牛奶，1 杯	302
奶酪，1 杯	285
瑞士起士，30g	272
莫札雷拉起士（部分脫脂），30g	207
冷凍羽衣甘藍（切碎煮熟），0.5 杯	179
冰香草牛奶，脂肪 4%，1 杯	176
帶骨鮭魚罐頭（低鈉），90g	167
果泥，脂肪 2%，1 杯	103
冷凍羽衣甘藍（切碎），0.5 杯	90
煮熟的整顆杏仁，30g	75
冷凍花椰菜（切碎煮熟），0.5 杯	47

◇鋅

鋅濃度過低，已經證實與高血壓、冠狀動脈心臟病、第二型糖尿病，和其他疾病具有關聯，這代表補充足夠的鋅是個好主意。建議每天補充 25 毫克。

鋅的良好來源

食物名稱	含鋅量（mg）
牡蠣（中等大小），6 個	15.0
牛腱（煮熟瘦肉），90g	8.9
牛臉頰肉（煮熟瘦肉），90g	7.4
豬肩（煮熟瘦肉），90g	4.2
早餐穀片（100%麥麩），0.75 杯	3.7
去骨雞腿，0.5 杯	2.7
低脂優格，1 杯	2.2
烤腰果，30g	1.6
鷹嘴豆罐頭，0.5 杯	1.3
烤杏仁，30g	1.0

◇蛋白質攝取量

蛋白質攝取量，應該佔總熱量的 30%左右，（另外 40%來自碳水化合物，30%來自脂肪。）像豆類這些非動物性蛋白質，比漢堡和牛排的動物性蛋白質來得好。如果吃的是牧場放養的動物瘦肉，也可以。

每日每公斤體重，應該要攝取 1.0~1.2 克蛋白質。例如體重 75 公斤，可能每日需要 68~82 克的蛋白質，大約是 180g 肉類，加上三杯牛奶，再加上兩片麵包。

此外，也可嘗試以下來源，無論是當成總攝取蛋白質的一部分，或額外增加的部分：

蛋白質的良好來源

食物名稱	含蛋白質量（mg）
水解乳清蛋白	5g
大豆蛋白（最好是發酵的）	30g
水解分離小麥胚芽	2~4g
超濃縮沙丁魚肉	3mg

◇去掉脂肪

總脂肪攝取量，包括 Omega-3 脂肪酸、Omega-6 脂肪酸和 Omega-9 脂肪酸，應該在總熱量的 30%左右。

如果每天攝取 2,000 卡路里，脂肪形式熱量大約占 700（主要是不飽和脂肪）。

其中，還可以進一步細分飲食中的脂肪組成：

・脂肪攝取量中的 10%，或總熱量的 3~5%，應該要來自 Omega-3 多元不飽和脂肪酸，如 EPA 或 DHA（例如魚油）。

・脂肪攝取量的 50%，或總熱量的 17.5%，應該來自 Omega-9 多元不飽和脂肪酸（例如橄欖油）。

・脂肪攝取量的 10%，或總熱量的 3.5%，應該要來自 Omega-6 多元不飽和脂肪酸（例如亞麻仁油、菜籽油，或是堅果類）。

・來自飽和脂肪的攝取量，應該要不到總脂肪攝取量的 30%。

◇ 10% 的 Omega-3 多元不飽和脂肪酸

Omega-3 脂肪酸，對於心血管系統有益處。除此之外，它們還可以協助：

- 降血壓
- 平息發炎
- 降低血小板不必要的凝集
- 減少纖維蛋白原（一種血液凝血蛋白）
- 緩和心律不整
- 降低血脂
- 減少動脈粥狀硬化、心臟症，和心臟病發作

Omega-3 脂肪酸的最佳來源，是冷水魚類和魚油，也有其他的良好來源。建議每天攝取 Omega-3 脂肪酸 3 ～ 4 克。這相當於約：

- 45g 富含 Omega-3 脂肪酸的冷水魚類（DHA 和 EPA）
- 每天 1~2 茶匙魚油
- 每週 3~5 份富含 Omega-3 脂肪酸的魚 90g

冷水魚類中 Omega-3 脂肪酸的良好來源，包括：

- 鯷魚
- 大西洋鰐
- 鯡魚
- 鯖魚
- 鮭魚
- 沙丁魚
- 鱒魚

・鮪魚

記住：魚罐頭或其他處理過的魚肉，一定要用低鹽的。如果不喜歡吃魚或魚油，其他可以提高 Omega-3 的有：

・每天一茶匙亞麻仁油，菜籽油或魚油。

・多吃亞麻製成的全穀物食品。

・考慮食用富含 Omega-3 的蛋，它們的飼料含有很多碾碎的亞麻仁[1]。（每週限量一至兩顆）。

・多吃綠葉蔬菜（如花椰菜、菠菜、西生菜等）。

・飲食添加更多豆類（如斑豆、菜豆或利馬豆，豌豆或豌豆莢）。

・多吃柑橘類水果。

◇ 50% 的 Omega-9 脂肪酸

Omega-9 是單元不飽和脂肪酸。Omega-9 家族，最知名的成員可能是橄欖油，對收縮壓和舒張壓都有好效果。

為了獲得最大效果，建議每天攝取特級初榨橄欖油四湯匙。（留意：如果正在減肥，四湯匙油熱量太多，可以減少到每天一湯匙。）

◇ 10% 的 Omega-6 脂肪酸

Omega-6 脂肪酸對高血壓有間接影響。它們可以防止因為飽和脂肪、血管擴張劑，以及壓力所導致的血壓升高。

Omega-6 脂肪酸的良好來源是：

・亞麻，亞麻仁或亞麻仁油

・菜籽油

・堅果

- 月見草油
- 琉璃苣種子油
- 黑醋栗油
- 共軛亞麻油酸（CLA）

建議每天攝入兩至四克（約一茶匙）。如果已經在服用亞麻仁產品或菜籽油，增加 Omega-3 脂肪酸，使用量就不要再增加了。

◇降低飽和脂肪和反式脂肪酸的攝取量

體內大部分膽固醇，是從吃進來的脂肪，尤其是飽和脂肪所合成的。膽固醇會與以蛋白質為主的分子，合成為脂蛋白。高密度脂蛋白（HDL）分子，經由肝臟和腸道攜帶膽固醇出體外。但低密度脂蛋白（LDL），則會堵塞在動脈壁上，導致動脈粥狀硬化。

飽和脂肪尤其擅長升高 LDL，就像另一種反式脂肪酸也是。反式脂肪酸是多元不飽和脂肪，採用人工氫化飽和的脂肪酸。常見於標籤上的「氫化脂肪」，主要存在於人造奶油（瑪琪琳）、固態植物起酥油、商店的烘焙食品、薯片、爆米花、一些花生醬、熱甜味淋醬，還有一些糖果等。許多速食連鎖店的烹調食物用油，都含有反式脂肪酸。

為了降低 LDL 的濃度，保持動脈壁的乾淨，減少飽和脂肪和反式脂肪酸的攝取量，是很重要的事情。

橄欖油已經被證實有助於降低膽固醇和血壓，應該盡可能使用，代替其它種類的脂肪。當橄欖油不適合的口味，可以嘗試另一種單元不飽和脂肪菜籽油，也可以幫助降低膽固醇。

要減去飽和脂肪和反式脂肪酸，可參考以下建議：

鈣的良好來源

不要再用	改用
牛奶，奶酪，優格或其他全脂奶製成的奶製品即使是2%或1%脂肪	脫脂產品
冰淇淋	冰牛奶或冷凍優格
酸奶油	原味無脂優格
瓶裝全脂奶油沙拉醬	橄欖油、菜籽油、醋或檸檬汁
豬油，肥肉，起酥油	橄欖油或菜籽油
博洛尼亞香腸或午餐肉（國外常吃的加工肉品）	切片雞肉或火雞肉（去皮），烤牛肉（瘦肉）
奶油或人造奶油	無脂人造奶油或低脂美奶滋
大理石油花肉類（例如肋排）	精瘦牛肉（後腿肉，腹脅肉）去掉所有脂肪
帶皮家禽紅肉	白肉，烹煮前去皮和所有脂肪
蔬菜，淋奶油或用牛油炒	蒸煮蔬菜，不用油烤，或少量菜籽油熱炒

◇小心碳水化合物

近代有很多碳水化合物的討論，有一些飲食大師宣稱：所有的碳水化合物都很邪惡。

部分爭議，源自於碳水化合物的定義，以及如何使用它們，還有它們如何影響身體。

對於這個討論，我們認為將它分成兩種類型碳水化合物：簡單碳水化合物和複合碳水化合物。

有幾種不同類型的簡單碳水化合物，包括麥芽糖、乳糖、葡萄糖、果糖、半乳糖和蔗糖等。簡單碳水化合物也稱為精製碳水化合物或糖，也有不同種類的複合碳水化合物，包括澱粉和膳食纖維等。

美國人吃大量的碳水化合物，其中簡單碳水化合物的量多到可怕，包括加工食品、白飯、加工麵粉、含糖蘇打水，烘焙食品、甜漬罐頭食品、方糖等。

可以把簡單碳水化合物當成白色食物，像白麵粉、白砂糖、白米飯、白麵包等。當人體吃進這些簡單碳水化合物，血液有很多葡萄糖，為了攜帶葡萄糖到體內細胞，以提供細胞能源，就會分泌製造胰島素的激素；但是如果是胰島素阻抗體質，身體需要分泌相當多激素，以推動葡萄糖進入細胞。

不幸的是，血中過量的胰島素會傷害身體。而複合碳水化合物不會像簡單碳水化合物一樣，令身體分泌大量胰島素，因為它們會較緩慢分解葡萄糖，逐漸釋放到血液中。

因此，儘管所有的碳水化合物似乎名聲都不佳，**其實只有簡單碳水化合物應當負擔罵名**。盡量避免或嚴格限制簡單碳水化合物的攝取，同時多吃複合碳水化合物，如花椰菜、全麥麵粉、全水果和蔬菜，以及其他類似的食物。

碳水化合物（主要是複雜的）應該佔不少於 40％總熱量。除了水果、蔬菜和全穀，建議每天攝取以下複合碳水化合物的來源之一：

- 麥片每天 60 克（2.1 盎司）
- 燕麥麩（乾）每天 40 克（1.4 盎司）
- β 葡聚醣每天 3 克（0.25 盎司）
- 車前子每天 7 克（0.1 盎司）

▲增加纖維攝取量

膳食纖維是在消化過程中，會抵抗分解作用的植物纖維。膳食纖維主要有兩種：

・不可溶性纖維：像麥麩、乾豆、豆莢，和花椰菜的木質或紋狀外層，不溶於水，可以快速通過消化系統，令糞便膨脹，掃除有毒物質並排除體外。

・可溶性纖維：存在某些穀物、水果，和蔬菜的細胞壁中。會溶於水，形成凝膠狀物質，有助於在消化道內吸收多餘的膽固醇，並排出體外，防止送回血液累積，造成動脈堵塞。由可溶性纖維產生的凝膠狀物質，實際上會減緩消化（與不可溶性纖維的作用相反），而身體是有益的，因為它也減緩葡萄糖進入血液。所以可溶性纖維可以改善血糖控制，並降低胰島素阻抗。

這兩種纖維，都可以幫助降低總膽固醇，LDL（壞膽固醇）和三酸甘油脂，同時提高 HDL（好膽固醇）。

你會發現，幾乎所有的蔬菜、水果和雜糧，都有這兩種類型的纖維，但有些較好的來源包括：

＊熱帶風烤鮭魚

香蕉

花椰菜

糙米

球芽甘藍

白花椰菜

玉米

高纖穀類

扁豆

馬鈴薯（連皮）

菠菜

麥麩（未加工）

全麥麵包、麵條、餅乾或麥片

＊可溶性纖維的良好來源

蘋果（特別是皮）

大麥

捲心菜

鷹嘴豆

亞麻仁（最好是碾碎的）

利馬豆

大多數種類的堅果

燕麥？燕麥粥？燕麥麩

秋葵

柳橙，葡萄柚

梨（尤其是皮）

斑豆、菜豆，或芸豆

梅干

亞麻仁

豌豆

地瓜

警告：沒事多喝水！

吃高纖維飲食時，需要多喝水，否則可能會遇到像硬便、便秘、脹氣、腹脹、胃痛等情況，在極端情況下，甚至是腸道阻塞等腸胃問題。

確保每天至少喝八杯水，分配在全天喝。

另外，不要認為因為膳食纖維有利於控制血壓，就吃太多高纖維食物。過多纖維，會干擾重要礦物質的吸收，特別是鈣、鐵和鋅，並且會帶來上述的胃腸道問題。

相對地，只要堅持水果、蔬菜和穀物，達到得舒飲食建議的份量，就可以充分提供這兩種纖維。

◇其他有用的食品

- 大蒜：每天大蒜 4 辦或 4 克。可以用蒜末燉或炒都行。也可以使用它作為蔬菜、肉類、魚和湯的調味。
- 菇類：沙拉可以加點香菇和舞茸，或用炒的作為配菜。
- 番石榴：這容易享用的水果。每天吃一個或兩個。
- 裙帶菜：營養豐富的褐藻家族成員，幾百年來是許多亞洲文化的一個重要礦物質來源。因為它富含維生素 B_1、菸鹼酸、維生素 C、鐵、碘和鈣，也可以用在湯或沙拉、蔬菜料理或炒菜。買乾貨，使用前先泡水。建議每天攝取 3.5 克的裙帶菜乾，或約 2 湯匙。
- 芹菜：可當成簡單的零食，或者加在沙拉。建議大量吃這種增進健康，又不容易發胖的蔬菜：

  每天 4 把芹菜莖，或 8 茶匙芹菜汁，一天三次；或是每天兩次 1000 毫克的芹菜籽萃取物；或 0.5~1 茶匙芹菜油（酊劑），一天三次。
- 茄紅素：β - 胡蘿蔔素的近親，具有抗氧化和其他有用的特性，存在番茄和番茄製品（如意大利麵醬），和番石榴、西瓜、杏子、粉紅葡萄柚、木瓜中，都有豐富的茄紅素。

◇血壓警告：咖啡因和酒精！

無論是遵循得舒飲食，或是按照自己的飲食計畫，這兩樣東西應該適量，或完全避免：

◇減少咖啡因

咖啡因，目前仍有許多未定的討論，但是很明顯地，咖啡因是一種興奮劑，而且非常強大。

一杯咖啡，幾乎可以立刻升高血壓、加快心跳，使動脈變硬，雖然這些影響往往是短暫的。

研究指出，一個約七十公斤重的人，攝取約兩杯咖啡劑量的咖啡因（距離上次攝取咖啡因十二小時以上的話），收縮壓會上升 5~9 毫米汞柱，舒張壓上升 3~8 毫米汞柱。幸運的是，這種影響大約在三十至六十分鐘內會消退[2]。同樣地，攝取 250 毫克咖啡因的人（大約 2.5 杯的滴咖啡），每天三次為期七天，從第一杯開始後二十四小時內，就可以看到舒張壓顯著增加，要停喝後好幾天，才會消退[3]。

雖然大多數大規模的群體研究，並沒有顯示高血壓和咖啡因攝取量之間的直接關係[4]，但是遠離任何會讓血壓升高的東西，還是不無道理，即使影響只是暫時，都要當心。

考量到這點，盡量保持咖啡因攝取量，每天低於 100 毫克。而且不要忘記，許多成藥和處方藥都含有咖啡因，有時含量可還不少。

一般的咖啡因來源

咖啡（180cc/ 杯）	咖啡因含量（mg）
沖泡	103
即溶	60
無咖啡因	3

茶（150cc/ 杯）	咖啡因含量（mg）
紅茶，沖泡 3 分鐘	42
烏龍茶，沖泡 3 分鐘	30
即溶，1 茶匙	32
綠茶，沖泡 3 分鐘	27

無酒精飲料（360cc）	咖啡因含量（mg）
汽水	54
可口可樂	45
健怡可樂	45
TAB 可樂	44
Dr. Pepper 汽水	40
百事可樂	38
健怡可樂	36

巧克力和可可亞	咖啡因含量（mg）
烘焙巧克力（30g）	35
甜黑巧克力（30g）	20
巧克力片（0.25 杯）	12
巧克力片（0.25 杯）	11
可可飲料（180cc）	10
牛奶巧克力（30cc）	6

成藥每份標準劑量	含咖啡因（mg）
Caffedrine（興奮劑）	200
NoDoz（興奮劑）	200
Vivarin（興奮劑）	200
Aqua-Ban（利尿劑）	200
Excedrin（止痛藥）	130
Anacin（止痛藥）	64
Midol（止痛藥）	64

處方藥每錠或膠囊	含咖啡因（mg）
Cafergot（偏頭痛）	100
Migranal（偏頭痛）	100
Norgesic Forte（肌肉鬆弛劑）	60
Esgic（鎮靜 / 鎮痛）	40
Fiorinal（頭痛藥）	40
Fioricet（頭痛藥）	40
Darvon（止痛藥）	32
Soma（止痛 / 肌肉鬆弛劑）	32
Triaminicin（感冒藥）	30

◇注意酒精攝入量

有一點毫無疑問：攝取酒精會大大升高血壓[5]，也是中風的一個重要危險因素，[6]對於長期酗酒者尤其如此。

剛開始時，酒精可以作為一種血管擴張劑（想像喝酒的人眼睛佈滿血絲，面色紅潤），但身體會反射性緊縮血管，所以喝酒的最終結果會是血管收縮，令血壓飆升。

研究指出，每天喝下超過 20 克的酒精（1.5~2 杯），會同時增加高血壓的嚴重程度，以及高血壓的風險。飲酒還會削弱降血壓治療的效果。社區動脈粥狀硬化風險研究（ARIC）指出，不管哪一種酒精飲料，每星期喝超過 210 克（約 16 罐啤酒）[7]，會成為高血壓的獨立危險因子。

大量酒精也會干擾營養狀況。酒精沒有提供任何營養價值，它只是空熱量，也就是說喝太多會變胖，同時酒精會降低食慾，酒喝越多就越不想吃營養的正餐，相反的會想要吃高鈉食物，比如洋芋片、鹹味零食、堅果等零嘴。就算吃了一些營養豐富的食物，用以控制血壓，酒也會阻礙關鍵營養素的吸收。有好幾種維生素和礦物質，都會因為酒精而吸收不良，包括鎂和鋅，這兩者都對血壓控制很重要。

更糟糕的是，酒精會刺激皮質醇激素，從而引發鈉滯留和鉀的流失，血壓飆高。可以完全戒酒當然最好，如果想喝酒，請適量，也就是每天低於 10 克，或是相當於（以下三者擇一，非同時）：

- 啤酒：少於 720cc 或
- 葡萄酒：少於 300cc（紅酒最好，因為對心臟健康有點好處）或
- 烈酒：少於 60cc

也請記住，許多飲料含有大量的鈉、糖和熱量，所以如果一定要喝的話，啤酒、葡萄酒或烈酒，限制在更少的量會更好。

最後再次提醒

本章所列的食物和營養補充品，是從「VasoGuard 治療」和得舒飲食獨立出來，都是可以自己組合的飲食，也就是說，能夠作為替代方案。

無論是使用得舒飲食、「VasoGuard 治療」，或自己的飲食法，再另外加上本章的補充品，都可行。切記不要重覆使用「VasoGuard 治療」與補充品重疊的部份，但可以加上「VasoGuard 療法」沒有提到的營養補充劑。

重點如下：

1、得舒飲食已經給予一個科學證明，作為降血壓的基本飲食計畫。討論得舒的章節，還檢視了需要減肥時的精簡改良版得舒飲食。只要按照改良版得舒飲食，或是減肥版得舒飲食，就可能會看到血壓有極大改善，特別是如果加上限制鈉的攝取量。

2、「VasoGuard 治療法」，包括我所發現的對高血壓有益的補充品清單。它並不是改良版得舒飲食的替代品，應該同時採用。

3、本章提出的食物和營養補充品名單，只是一種選擇，可以用它創造一個屬於自己的抗高血壓飲食。

chapter 7

運動：強化身體的馬達

運動，是迄今為止，能為自己所做的最好事情。

預防和治療高血壓的非藥物療法，最強大的就是運動。中強度的規律運動，可以顯著降低收縮壓和舒張壓！

頻率、強度和時間，是一個運動計畫的成功關鍵，把它們組合好，就能擁有好身材！

關於運動，相信最難的部分，還是承諾，只要願意做，一切都將水到渠成，一定可以找出時間和機會做運動　　只要夠重視它的話。

別擔心！你不用為了改善高血壓，而住在健身房裡，研究指出，即使少量運動也有助降血壓，最重要的是運動頻率。

吉姆，一個胖乎乎的四十二歲企業會計師，即使這份工作需要長時間坐著，他也樂在其中，不過身上多了近十五公斤的重量，還有 140/90 的血壓，代表著久坐不動的職業病，並非他所樂意。

當醫生問他是否有運動習慣，吉姆突然意識到一件事：他做過的運動，就只有從一個椅子移動到另一個椅子上。

早上起床坐在廚房餐桌前，吃早餐、看報紙，然後為了上班通勤，長時間坐在車子內，而且車就停在電梯前面，走到辦公桌才五十步，坐進辦公室直到午餐時間，午餐也是開車至餐廳，吃份商務午餐，再開車返回工作，坐著度過剩下的時間。工作完畢開車回家，同樣坐著吃晚餐，在沙發上休息，直到上床睡覺。

於是，吉姆開始服用藥物控制血壓，但是他其實很想擺脫藥物，希望不用服藥，就可以控制血壓。基於這點，開始執行每天快走一小時的計畫，不開車上班，改搭火車，也就是說他每天不得不走十五分鐘的路程到車站，還要再走十五分鐘到辦公室，等他到公司時，走五層樓的樓梯到辦公室，然後吃完午餐回來開始下午的工作前，也是走樓梯回去。一天工作結束後，也是步行去火車站搭車，然後步行回家。

總而言之，吉姆每天花一小時快走，約十分鐘爬樓梯。一個月以後，醫生認為安全而停藥，兩個月後，血壓穩定在120/80，而且減重五公斤，令他覺得精力更加旺盛，還自行增加運動時間。

「真不敢相信以前都不運動！」他說：「好多年沒有這種感覺，這是迄今為止，為自己所做的最好事情。」

預防和治療高血壓的非藥物療法中，最強大的就是運動。規律運動，可以顯著降低收縮壓和舒張壓，不過毋須擔心，運動並不等於要進健身房，只要中等強度的體力活動，就可以有效降低血壓，比如每天快走三十至四十五分鐘，一週好幾次。[1]

綜合其他十三項的研究結果，發現規律的有氧運動可平均降低收縮壓 11.3 毫米汞柱，以及舒張壓 7.5 毫米汞柱。[2]

聽起來可能有點奇怪：畢竟運動會使心臟跳動更快、更辛苦，一定會使血壓不降反升！這倒也沒錯：運動時，收縮壓的確會上升，舒張壓則沒有，然而一旦運動結束後，血壓往往降得比以前低，並可能維持好幾個小時。有項關於運動對中度高血壓男性的短期研究，發現運動後，血壓持續下降八至十二小時，而且有運動那天的血壓，比不運動時的血壓還低。[3]

哪些運動有益心血管系統？

如果發明一種藥丸，可顯著降低血壓、減少心臟病發作，或中風的風險，並能有效對抗骨質疏鬆和第 II 型糖尿病、減肥、緩和憂鬱症，讓人看起來更加動人，減少死亡機率，你會要嗎？

當然會！不幸的是，我沒有這樣的藥丸，但只要透過規律運動，你仍然可以獲得以上這些效果。規律運動還可以：

- 降低血壓：顯著降低高血壓的罹患風險。
- 減少 LDL（壞膽固醇）和總膽固醇：兩者偏高會導致

動脈堵塞，易造成冠心症、心臟病發作和中風。運動和久坐不動相比，總膽固醇可望降低 24％，LDL 則降低 10％。[4]

- 提高 HDL（好膽固醇）：HDL 攜帶膽固醇遠離動脈壁，運動可以提高 HDL 水平平均 6％。[5]

- 降低三酸甘油酯：三酸甘油酯濃度太高，增加冠狀動脈疾病的風險。

- 降低血糖：血糖過高（糖尿病）會損害重要器官，包括腎臟、心臟、血管和眼睛。運動有助於改善胰島素阻抗，幫助身體有效率地利用葡萄糖。

- 改善內皮功能：當血管內皮有問題，血管收縮導致血壓上升。運動有助於血管生成一氧化氮，使血管更有彈性地收縮放鬆，改善血流並降血壓。

- 減少血栓形成：經常運動有助於降低血小板形成危險的血栓，避免心臟病發作和中風。

- 消耗熱量，減少體脂，有助控制體重：肥胖對心臟造成額外負擔，容易引發高血壓。

- 改善冠狀動脈的血流量：運動有助於心肌本身。

- 有助壓力管理：運動有助於釋放壓力荷爾蒙，緩解緊張、減輕焦慮和憂鬱，那些都會提高血壓，並增加心臟額外負擔。

顯然地，運動是任何打擊高血壓計畫的重要一環，而且不僅有助於控制高血壓，也可降低幾個潛在的破壞性疾病或狀況，包括心臟病發作、中風、動脈粥狀硬化、動脈硬化、糖尿病、肥胖，和骨質疏鬆症的風險。

事實上，運動能降低所有各種自然死亡因素的風險。另一方面，如果不運動，就會增加上述風險因子，尤其是高血壓。研究人員發現，久坐者比起常活動的人，罹患高血壓的風險高出20~50%，[6]而那些極端不活動的人，罹患心臟疾病的機率更比常運動者多6倍。[7]

◇開始運動前要注意的事情：

諮詢醫生前，不要隨意開始運動，或改變、增加數量、強度、練習時間等，這對所有人都非常重要，尤其如果患有高血壓或任何相關疾病的人。

該進行哪種類型的運動？

為了降低血壓和改善心血管健康，要好好認識以下兩種類型運動：有氧運動和阻抗運動。

- 有氧運動：既同時增加氧氣攝入量，也增加心跳速率，有氧運動是調節心血管系統的主要方法，幾乎任何形式的持續運動、關聯大肌肉群，都可以算是有氧運動：

  騎自行車

  步行

  游泳

  慢跑

  跳舞

  越野滑雪

  划船

  網球

  排球

  掃樹葉

  整理花園

  除草（使用除草機）

快走，通常是初學者最好的運動，因為大家都熟悉，不用特殊裝備，受傷風險又低，任何人都可以做到。有氧運動的關鍵，就是持續性。

・阻抗運動：對抗某種力量的訓練，可能是阻力（如飛輪或划船機等）、重力（如抬腿練習），或水（如游泳或水中有氧，水提供相當優異的阻力）。阻抗運動增加肌力和延緩老化、臥床，或服用皮質類固醇帶來的萎縮，它還可以燃燒脂肪，有助於防止骨質疏鬆症，改善平衡，而且運動適當的話，能夠降低肌肉受傷的風險。阻抗運動能強化有氧運動，因為肌力增強，耐力也隨之增加。

而且通常使用一種或多種下述組合：

- 重量訓練機
- 自由重量訓練
- 四肢砝碼（啞鈴）配重訓練
- 重力訓練（如抬腿和單槓）
- 水中運動（如水中有氧運動）
- 增加單一運動設備強度、傾斜度或困難度（如飛輪或划船機）
- 彈力帶
- 皮帶滑輪運動

更妙的是，有氧運動搭配阻抗運動，兩者結合就成為全方位心肺功能最佳的健康處方。規劃運動計畫時，要挑選兩種或三種的有氧運動，再搭配兩個或三個阻抗運動。

試試看自由組合：一天自行車，隔天快走，第三天有氧舞蹈，也可以一天清樹葉或游泳。過程中添加多樣性，越有可能享受運動樂趣，並堅持下去。

成爲健美先生

現在，我們已經知道有氧運動和阻抗運動了，再來要決定三個重要的事情：多常（頻率），多強（強度），和多久（時間），用以獲得最大效益。

頻率、強度和時間，是一個運動計畫的成功關鍵，把它們組合好，就能擁有好身材！

◇頻率

別擔心！你不用為了改善高血壓，而住在健身房裡，研究指出，即使少量運動也有助降血壓，最重要的是運動頻率。

＊養成每天做一些有氧運動的習慣

心臟健康運動規則第一條：

一天二十四小時，一定擠得出一點點時間運動。強烈建議每天都做點運動，就算只是每天三十分鐘快走，都可能降低血壓，大多數人大約八到十週後，就可以看到顯著改善，而且如果增加長度和強度（到達某個點），血壓會進一步降低。

＊每天都應該做阻抗運動

心臟健康運動規則第二條：

經過訓練後，無論休息時的血壓，或運動時的血壓都會降低。骨骼肌的強化，將使效果更加明顯，增加肌力的最好方法，正是阻抗運動，所以應該每天都進行各種肌肉阻抗運動。

嘗試一天下肢練習（腿部、腹部、臀部），然後隔天上肢練習（手臂、胸部和背部），最好每週各個肌肉群可以運動至少二至三次，這樣就不會每次都運動到所有肌肉，而不致矯枉過正，令自己受傷，同時還能確保增強肌力，燃燒多餘脂肪。

但是請注意，也有一些阻抗運動會令血壓升高，例如舉重、等張運動、攀繩、仰臥起坐、伏地挺身、鏟雪等，任何導致肌肉緊繃的動作，使用輕到中等的重量，避免過度運動，如果覺得壓力太大，先緩和下來。

＊將一些運動結合到每日行程

心臟健康運動規則第三條：

將一些額外的運動，安排進不管怎樣都要做的活動當中，比如說逛街、做家事、上下班——這樣可以節省時間。

雖然這樣的運動時間長度不夠，但仍可以確保多少有運動到，不管一天的行程有多麼繁忙，假使騎腳踏車上班，停在停車場較遠的角落，再用走的，或改走樓梯不要搭電梯，這樣搞不好省掉晚點要去健身房的時間。

為了獲得最大效益，盡量讓有氧運動的時間，維持至少十五至二十分鐘，任何長度的運動都有益，包括中度和低強度的運動，只要每天做，也會有長期的健康好處，所以不要自我設限：「今天沒時間做完整的運動，所以就跳過它。」即使只能運動一分鐘，去做就對了！

◇強度

對於一個真正的有氧運動而言，必須提高心跳速率到達一定程度，並且在運動過程中，維持「目標心搏區」狀態，如果在「目標心搏區」的運動時間不夠久，就沒法獲得有氧運動帶給心臟的好處。

慢慢的騎自行車或散步，不能算是有氧運動，一定要讓心臟跳動速度變快、呼吸更喘，但同樣重要的是，不要超過「目標心搏區」，令心臟承受太大壓力。

＊弄清楚目標心搏區前，先學會量脈搏：

伸出一隻手，手掌面朝自己，在手腕內側，找到中間直索狀的肌腱，另一隻手的食指和中指指尖，壓在肌腱的上方，剛好落在腕關節的地方。

然後移動指尖朝向拇指側，直到肌腱旁凹陷處，這就是量脈搏之處。

用秒錶計算十五秒有幾次脈搏，然後乘以四，就會得到每分鐘心跳數（心跳速率）

熱身完畢並運動約十分鐘後，量一下脈搏，以確定心跳速率，如果比接下來所列的範圍低時，可能是運動還不足夠；如果太高，就需要放緩一點。

目標心搏區

在下頁表中，先找左側年齡欄位，選擇最接近的年齡，再看看相對應右側欄中的數字。右欄中有用破折號分開的兩個數字，較低數字，是相對年齡平均最高心跳速率50%，較高數字則是 75%，做有氧運動時，要讓心跳速率在這個範圍內。

如果你才剛開始執行運動計畫，盡量維持心跳速率靠近低標，如果已經習慣運動，就可以維持在高標的心跳速率。

年齡	目標心搏區
20	100~150
25	98~146
30	95~142
35	93~138
40	90~135
45	88~131
50	85~127
55	83~123
60	80~120
65	78~116
70	75~113

至於阻抗運動強度，要根據當前身體能力，可以請教醫生有哪些活動，及哪些強度比較適合，可能還需要諮詢物理治療師或合格教練。

如果要晉級更高難度運動，做點評估是個好主意。如果有過重、高齡，或很長一段時間都沒有運動，請慢慢的開始，小心不要做過頭了。

阻抗訓練，一般是用來強化每個主要關節的肌肉群——肩、肘、髖、膝、踝關節和腳。每個大肌群的運動，都可以當成是一個練習，或者可嘗試小肌肉群做更多練習，然後每天切換到不同肌肉群。重量或阻力的大小，將取決於身體可應付的強度，從覺得簡單的開始，然後逐漸增加重量或時間。

當要嘗試新的練習時，先使用空重或無阻力，直到領悟到竅門，然後從半公斤或一點點輕微的阻力開始，不要一次加太多重量，傾聽身體的聲音，還有遵照身體治療師或教練的指示，最不想要的結果是拉傷肌肉，或因此傷到心臟。

一個好的總體目標，可以這樣執行：十二至十五次輕到中等重量的舉重（或肌肉疲勞）等於一組，每組重複三次。

◇時間

每天都要做點有氧運動和阻抗運動，而且運動強度要強到足以達到目標心搏區，不過不要超過。

但是需要每天運動多長的時間？十分鐘就夠了嗎？一個小時太多了？信不信由你，有個方法是透過燃燒卡路里量作評估。

＊燃燒卡路里！

哈佛校友健康研究發現，每週透過運動燃燒 2,100 大卡，可以減少冠心症的風險；如果每週燃燒超過 2,100 大卡，當然更好。

男性每週透過運動燃燒 2,100~4,199 大卡，冠心症的風險減少 10%，而那些燃燒 4,200 大卡以上的，風險更是降低 19%，幾乎是兩倍，然而風險降低值在 4,200 大卡時會變成穩定，也就是說燃燒超過 4,200 大卡的人，冠心症的風險降低最多就是 19%。

每週燃燒 4,200 大卡，是心臟保護作用最佳化的目標。那要做甚麼運動？參考下面的圖，它是大約七十五公斤的人，在目標心搏區內的各種運動粗略的熱量消耗值。（表列只是一個概略概念，卡路里的燃燒，取決於體重、肌肉、新陳代謝速度、運動，與體能搭配度和運動強度。）

運動種類	消耗卡路里	
	30 分鐘	60 分鐘
有氧運動，地上	340	685
有氧運動，水中	145	280
騎自行車，時速 20 公里	280	565
騎自行車，時速 28 公里	430	850
整理家務	120	210
越野滑雪	300	585
擦地板	180	350
慢跑，時速 9 公里	365	730
跳繩	285	575
草坪修剪，手工	140	250
壁球	230	455
划船機	210	410
爬樓梯	310	600
游泳，每分鐘 45 公尺	260	525
網球，單打	235	465

用吸塵器	135	250
健行，時速 5 公里	120	240
爬山，時速 5 公里	165	325

每天一小時！

使用這個表當作指南，可以看到如果要每週燃燒 4,200 大卡，應選擇哪些中等到激烈的有氧運動。選擇符合這個目標的中等強度有氧運動，大約四十五分鐘，再加上約十五分鐘的阻抗運動。

聽起來好像要花太多的時間和精力，先別氣餒，就從每天輕快的三十分鐘步行開始。如果感覺良好，那就做兩次：上午晚上（或在午餐時間）各一次，如果隨身攜帶有點重量的東西，跟著揮動雙臂，這樣就同時做了點上半身運動，還有——這樣便養成一個每天一小時的運動習慣！

當你變得更有力量、更習慣運動之後，可以開始試試其他運動，並且結合一些阻抗運動計畫，不過剛開始的階段，光是走路就好了！

分段運動

將一個小時的運動時間，分割成幾個更小的片段也不成問題。只需記住，為了有氧運動的好處，要在目標心搏區域內運動，每次三十至四十五分鐘。對於阻抗訓練，特定的肌肉群的運動次數，應一次做到。

而且不要忘了：運動前後，應該包括某種形式的熱身和收操，以防止肌肉損傷，逐漸增加心跳速率，然後運動結束後，緩慢的回復到正常。

做組合練習

有些運動既保留有氧的好處，也有阻抗訓練的優點，比如說：單車爬坡、爬山健行，或是腳踝上綁重量、越野滑雪、游泳、水中有氧運動和划船等，如果做這些運動，可以減少運動時間長度，因為四十五分鐘的有氧運動，也包含了阻抗運動，但是只有很少數的運動會使用到所有肌肉群，所以可能至少需要花費一點時間，單獨做阻抗運動。

決定哪種運動

關於運動，相信最難的部分，還是承諾，只要願意做，一切都將水到渠成，一定可以找出時間和機會做運動——只要夠重視它的話。

很多人喜歡早上起來就運動，就是因為夠重視它，他們會確保在其它瑣事打擾前先運動。如果挑選有趣的運動，還可以享受隨此帶來的樂趣，假使喜歡有氧舞蹈班，或和朋友一起打網球，將它加到運動計畫中吧！這樣既可以運動，又能享受樂趣。

爵士舞如何？一個好玩的爵士舞，既加速心跳速率，又強化肺部，還同時增加身體肌肉協調性。

降血壓的終極運動處方

最理想狀況下，我會為患者建議以下運動處方：

- 每天四十五分鐘有氧運動。
- 每天阻抗運動，或至少每週三次，每個肌肉群每週至少要運動三次。
- 每週透過運動，燃燒 4,200 大卡的熱量。

終極版運動計畫

終級版的每週運動計畫，可能長這個樣子：

星期一	
有氧運動	自行車——時速 30 公里（30 分鐘） 手工修剪草坪（15 分鐘）
阻抗運動 / 重量訓練	上身，背部，胸部，肩膀，三頭肌，二頭肌
星期二	
有氧運動	快走（45 分鐘）
阻抗運動 / 重量訓練	下半身，腹部，臀部，四頭肌，腿後肌，小腿肌
星期三	
平地有氧運動	45 分鐘
阻抗運動 / 重量訓練	游泳 45 公尺 / 分鐘（15 分鐘）
星期四	
有氧運動	自行車時速 30 公里（30 分鐘）
阻抗運動 / 重量訓練	上身，背部，胸部，肩膀，三頭肌，二頭肌
星期五	
有氧運動	爬樓梯（30 分鐘）
阻抗運動 / 重量訓練	划船機（15 分鐘）
星期六	
水中有氧運動	水中有氧運動
阻抗運動 / 重量訓練	下半身，腹部，臀部，四頭肌，腿後肌，小腿

星期日	
有氧運動	網球單打（45 分鐘）
阻抗運動 / 重量訓練	游泳 45 公尺 / 分鐘（15 分鐘）

精簡版

這樣說吧，因為初學者人數的比例很多，這時候最需要的是，採取輕鬆運動，簡單地融入生活。看看這個方式？

星期一	
有氧運動	平地快步走（15 分鐘）（上午） 爬坡快步走（15 分鐘）（下午）
有氧 / 阻抗	用吸塵器（15 分鐘）
星期二	
有氧運動	平地快步走（15 分鐘）（上午）
有氧 / 阻抗	飛輪（設定斜坡）（30 分鐘）（下午）
星期三	
有氧 / 阻抗	水中健身操（1 小時）
星期四	
有氧運動	掃樹葉（30 分鐘）
阻抗運動	擦洗地板（30 分鐘）
星期五	
有氧運動	上班爬樓梯（做 15 分鐘，即使需要來回爬樓梯）
有氧 / 阻抗	快步走，包括一些爬坡（30 分鐘）

星期六	
有氧運動	去跳舞！（記住保持運動，不要在一旁休息）（連續 45 分鐘）
有氧 / 阻抗	划船機（15 分鐘）
星期日	
有氧運動	登山健行（45 分鐘）
有氧 / 阻抗	雙手各持 0.5~1 公斤啞鈴，搖擺雙臂（15 分鐘）（可以隨身攜帶啞鈴）

如果這樣還是太累，那就從每天步行開始。最重要的是不斷移動，並維持定期移動！【編按】

◇警告！

如果運動時有這些症狀，那就是做過頭了，要立即停止。如果症狀持續或加重，就得去看醫生：

- 視力模糊
- 胸痛
- 畏寒怕冷
- 頭暈
- 呼吸急促

【編按】

關於運動，本書作者馬克．休斯頓醫師（Mark Houston），在其另一本作品提出「ABCT 運動計畫」，透過正確運動（阻抗運動：有氧運動 =2：1），可以減緩甚至逆轉老化，增強心血管系統，詳參《關於心臟病，醫生可能不會說的事：揭露冠心病真相，教你面對心臟代謝的革命性飲食計畫》（博思智庫出版，2016）。

- 極度疲勞
- 昏厥
- 頭痛
- 頭重腳輕
- 噁心
- 嘔吐

十個幫助達成運動計畫的技巧

1、開始任何運動計畫之前，先找醫生進行徹底的醫療評估，並確定運動種類，和適合自己的運動量。

2、運動過程中感到有點疲累，或是接下來的一兩天身體有點僵硬或痠痛，這些都是正常的。請記住，需要對身體施加一定量的壓力，這樣才能增加肌力和耐力，如果只挑容易和舒適的做，這樣不會進步。但有時足夠和太過的界線非常模糊，寧可謹慎一點，如果身體說不，那就聽它的吧！

3、不要過度運動。太多太快都會導致健康問題，使得身體造成傷害，或感到極度倦怠。開始時先慢一點，等肌力與耐力進步，再逐漸增加運動的長度和強度。

4、保持規律運動。每日都要做點運動，有一種叫「週末戰士」的族群，星期一到星期五都不運動，然後週末跑馬拉松，反而容易傷害身體，或導致嚴重的心血管意外（比如心臟病發作或中風）。**運動的一致性和維持頻率，比運動的強度重要得多了。**

5、呼吸。運動大大增加身體的氧氣需求，因此整個運動過程盡量採取深入、有韻律的呼吸，屏住呼吸會增高血壓，而且會累積過多的肌肉痠痛。

6、選擇有趣的運動。如果覺得運動是件苦差事，可能無法讓人堅持下去。做些喜歡的事情，和朋友一起運動，或是一邊運動、一邊聽音樂都可以。

7、運動種類多一點。散步很好，但如果一週七天都只有散步，可能會有點無聊。多一些運動種類，讓自己有一些不同的期待。

8、 穿著舒適的衣服和鞋子。穿寬鬆的衣服，並不會妨礙運動，但要確保沒有鬆到被自行車鏈條，或任何其他機具卡到。衣料應該要輕薄、吸濕、排汗，還有一雙合腳、有支撐力，不會磨腳的好鞋，都是絕對必要的。

9、一定要熱身和收操。開始運動前，先逐漸以溫和的速度散步，簡單的跳躍，或幾分鐘的慢跑，讓身體進入運動模式。通常開始流汗，就可以視為已經熱身完畢，當做完運動，不要突然停止，要緩慢的讓身體回到正常狀態，持續溫和的運動或慢走，直到心跳速率慢慢降低，不再喘氣為止。

這個時候，就是施做伸展的絕佳時間，因為肌肉的溫度足夠，也就不太可能造成傷害。

10、多喝水。不能等口渴才喝水，等口渴時，可能已經脫水了。運動前喝一杯水，同時帶瓶水，整個運動過程，隨時啜飲一兩口，運動完後再喝一兩杯。

各就各位，開始！

跑步、游泳、跳舞、園藝、吸塵器、投籃、踢球——做什麼都沒關係，只要維持心搏率在目標區十五分鐘，或以上，或加強肌肉力量，或是兩者都做。

運動處方其實很簡單：請和醫生討論最適合自己的運動，無論一開始多麼簡單，放手去做吧！

chapter *8*

為生活減壓！

壓力不只會破壞心情，心理也會造成神經系統的活動，形成潛在傷害。

實際上，只要有點小壓力，就會引爆身體超速運轉，造成動脈粥狀硬化和慢性高血壓。

動脈粥狀硬化的血管，會因為交感神經的刺激，而變得更加狹窄。

所以壓力越大，血管越受損，血壓升越高；經過一段時間後，血管變得已經不知道如何放鬆，這時就可能會轉變成慢性高血壓。

壓力不只會破壞心情，心理也會造成神經系統的活動，形成潛在傷害。

應該有過多次如下經驗：試想如果突然被點名，要在一大群人面前進行一場重要的即席演講，身體會有什麼樣的反應？心臟開始狂跳、冒汗、呼吸變淺而急速、雙手冰冷，但是臉燙得不得了；如果現在有人幫忙量血壓，保證無限飆高。

其實是交感神經系統對於壓力的正常反應，包括心搏率增加、血管阻力增加、血液與血小板都變濃稠……，這些因素都會升高血壓。

當人感到壓力，身體會準備處理生理的緊急狀況——即使是100%精神上的壓力。血液中充斥著壓力荷爾蒙，諸如腎上腺素、正腎上腺素、皮質醇等，讓自己有力量擊退敵人或逃跑，或是兩者兼有。如果你真的在巷子裡遇上一名強盜，或者假如你的愛人被壓在兩噸重的車下面，這就很有用處；在這種情況下，壓力反應是一個救星！

如果生理反應沒有宣洩的出口，會怎麼樣？假設你與老闆吵架，卻又不能口無遮攔；或者，也許你的壓力反應被無理奧客一次又一次的引爆，或是交通狀況、家庭問題等。無論哪種情況，都對身體健康造成影響。

試想一個壓力超大的人，日復一日要處理接踵而至的緊急狀況，心臟像瘋了似的狂跳，血管收縮，血小板隨時準備聚集，血壓飆到天際，像引擎過熱一樣。這些人的交感神經，對日常生活的壓力會有誇張反應，即使是很小的壓力也是如此。

實際上，壓力可能並沒有特別高，但是對他們而言，塞車時的壓力，和在森林裡撞見一頭熊可能差不多。因為只要有點小壓力，就會引爆身體超速運轉，造成動脈粥狀硬化和慢性高血壓。

不管使用任何方式，都要消除壓力；過量壓力對身體非常不利，尤其對血管損壞特別嚴重。反覆刺激交感神經系統，會傷害重要的內皮細胞，使血管緊縮，而變得更加容易造成動脈粥狀硬化。惡性循環之下，動脈粥狀硬化的血管，會因為交感神經的刺激，而變得更加狹窄。所以**壓力越大，血管越受損，血壓升越高；**經過一段時間後，血管變得已經不知道如何放鬆，這時就可能會轉變為慢性高血壓。

不需要巨大的精神壓力，才會導致動脈收縮，日常生活中，例如忽然聽到不慎打破玻璃的巨響，或必須與老闆面談，都會提高收縮壓 5~10 毫米汞柱，甚至更多。即使是短暫的精神壓力，也可能會致使健康者暫時性的血管內皮細胞功能失調，長達 4 個小時。[1]

然而，長期慢性壓力才會真正傷害身體，並且造成嚴重的高血壓。比如說長時間的工作壓力，顯著增加高血壓、心臟病發作，和糖尿病的風險。如果有個嚴峻卻又難以掌控的工作，不管是血壓和血脂都極容易升高；更糟糕的是，生活中有太大壓力的人，往往容易藉由吸菸、酗酒、暴飲暴食等壞習慣，進行自我補償，因而導致高血壓。

精神壓力更加危險

研究指出，精神壓力比起生活中例行的生理壓力（如運動）更容易傷害身體。

一項研究[2]檢視 196 名四十至七十五歲穩定性冠狀動脈病的

患者，測試他們在精神壓力下的生理反應（透過演講和彩色字卡），還有相對應生理壓力的相關反應（透過飛輪）。

受試者被告知要假裝偷東西被抓到，得準備一個三分鐘自我辯護，還要站在人群面前，這時受試者的血管阻力顯著增加。但是呢，當他們騎飛輪時，即使飛輪的阻力緩慢增加，血管阻力反而降低了。這很可能是因為，精神壓力引起腎上腺素的釋放，導致血管收縮。但是，飛輪挑戰並未改變腎上腺素的分泌，因此像原本就應該發生的一樣——血管放鬆，運送較多的血液給肌肉。

如何知道壓力存在？

生活中都會承受一定程度的壓力，有些人即使大量壓力也能應付自如；但是某些時候，會發現自己超過負荷，到達崩潰的臨界點。

為了身體、心理和情緒的健康著想，最好先知道壓力超過負荷時的一些症狀，以免現實中真的耗盡心力，就可預先安排相對應的工作和活動，把事情變得更簡單一些。

如果發現自己有以下症狀，可能需要找尋有效的壓力管理方式，並且釋放壓力：

- 酗酒
- 焦慮
- 冷漠
- 背痛
- 慢性憤怒
- 咬緊牙關
- 易哭（多愁善感）
- 憂鬱症
- 濫用或依賴藥物

- 急躁
- 疲勞
- 頭痛
- 心悸
- 失眠
- 頭暈
- 寂寞
- 暴飲暴食
- 心搏過快
- 胃痛
- 手汗
- 肩膀或頸部緊縮
- 磨牙

焦慮、憂鬱和孤獨

精神壓力的表徵，往往是焦慮或憂鬱症，或兩者都有；這兩者都會增加罹患高血壓的風險。

一項搜集近 3,000 位二十五至六十歲參加「美國國民健康與營養調查」（NHANES）的民眾數據，所有有關焦慮和憂鬱症研究的受試者，開始時血壓正常（一開始量測血壓，並填寫評估焦慮和憂鬱症狀的問卷調查），十年後，受試者再次量測他們的血壓值。在初步問卷調查中，不管是焦慮和憂鬱的分數較高者，往後十年中，罹患高血壓的風險高出兩到三倍。

其中白種人族群，四十五歲後的風險，只有增加一倍，但在非裔美國人族群，風險則是增加至三倍，而且所有的年齡組別都一樣。[3]

孤獨也會增加血壓，一項關於六十五至七十八歲的老年人研究發現，孤獨老人比不孤獨的老人平均血壓高出 16。[4]

深度放鬆

所有生命都無法避免壓力，但我們可以做點事情，緩解壓力對身體、心理和情緒健康的影響。

有種緩解壓力反應的解藥，就是放鬆，讓自己在意識保持清醒的狀態下，進入放鬆的深層狀態。哈佛醫學院的「身心醫學研究中心」創始人赫伯特・本森博士，發展出一套放鬆反應，藉此改善身體壓力所引起的損傷。這個放鬆反應會刺激大腦的一個區域，釋放並減少生理的壓力反應。如果經常練習，可有效地減緩新陳代謝、降低心搏率和肌肉緊張，並降低血壓。每天只要二十分鐘的深度放鬆，能大大釋放壓力，並把血壓降至更健康的水平。

簡單、不需裝備，而且成效良好的放鬆反應，也稱作漸進式放鬆。只要找一處安靜、舒適，可獨處二十分鐘的地方，按照下列步驟開始做：

- 坐在舒適椅子上，或是躺在地板的墊子上，閉上眼睛。
- 如果是躺著，將雙臂輕鬆放在身體兩側；如果是坐著，將手輕鬆地放在腿上。
- 深呼吸：慢慢吸氣，數到四，屏住呼吸，數到四，然後呼氣，也是數到四。如果想要的話，可以重複幾次，再恢復正常呼吸。
- 專注腳底：完全放鬆，釋放所有的肌肉張力，直到覺得腳非常沉重，感覺幾乎難以移動。
- 然後專注腳踝，重複這個過程。
- 逐一的重複這項步驟，直到全身體所有部位的肌肉都做過，放鬆全身的肌肉，包括臉上和頭部

- 用整整二十分鐘完成這個過程。完成後，開始逐漸地從擺動手指和腳趾，並輕輕晃動手臂和腳，慢慢恢復過來。做一些簡單伸展，緩慢的進行，再輕輕地讓自己回到真實世界。

緩解壓力的更好方法？

雖然漸進式放鬆是放鬆身體、降低血壓的好工具，另有一種叫作「超覺靜坐」（Transcendental Meditation，以下簡稱 TM）的冥想，可能是更好的方法。早在二十世紀六〇年代，經由印度瑜伽大師瑪赫西．馬赫什（Maharishi Mahesh）引入西方世界的冥想方法，一種非常有效的紓壓工具，現在全球有超過四百萬人都在練習，即使是最正統的醫療機構，都接受這種方式。

1995 年，研究人員比較 TM 超覺靜坐（心理的放鬆法）與漸進式放鬆（物理的放鬆法），看看那個更有效。

參與者為 127 名非裔美籍的輕度高血壓患者，年齡在五十五至八十五歲之間。結果發現，漸進式放鬆效果還不錯，平均降低收縮壓 4.7 毫米汞柱，舒張壓 3.3 毫米汞柱。但是 TM 則被證明是最大贏家，平均降低收縮壓 10.7 毫米汞柱，舒張壓 4.7 毫米汞柱。

作為一種降壓技術，TM 證明其效果幾乎是漸進式放鬆法的兩倍。[5] TM 也可以減輕動脈粥狀硬化、降低膽固醇，同時降低住院率 [6]（不知道什麼原因，其他形式的冥想沒有那麼大的好處。）越來越多醫生開始意識到，TM 作為預防和治療冠心症的方法和價值。

TM 簡單易學，但是需要練習才能做好，而且會越做越簡單。首先需要一個單詞或短語（如「愛」、「宇宙」或「合一」），找一個不斷重複默念，會感覺相當舒服的詞語，一遍又一遍的重複。如果在 TM 的教學場所練習，會使用一個字（經文）。不管如何，這個無聲重複的單詞或短語，會誘發深度放鬆。一旦找到了自己的單詞或短語，請按照下列步驟操作：

- 找一個可以舒適安靜坐著的地方，然後閉上眼睛。
- 緩慢而自然的呼吸，默默重複你的單詞或短語。僅僅專注詞或短語，盡量保持頭腦完全空白。
- 如果有雜念和情緒干擾，就簡單的任其來去，隨時將注意力轉回到你的詞或短語。保持放鬆，不要擔心這些雜念；只要承認它們的存在，並把它們放下就好。
- 繼續重複十至二十分鐘，然後慢慢睜開眼睛。
- 起身之前，輕柔緩慢的伸展自己，慢慢回到現實世界。
- 每天重複兩次。

其他壓力剋星

當然，TM 超覺靜坐和漸進性放鬆，不是解決生活壓力的唯一途徑。

運動，則是緩解壓力的一個關鍵因素：深呼吸、瑜伽、太極拳、氣功、自我催眠、芳香療法、洗溫水澡、祈禱、放鬆錄音帶和舒緩音樂，都是降低血壓和心搏率、緩解肌肉緊張的有效途徑。正如同任何健康妙方，最好的那個就是自己最能持續以恆的方法。

你會經常做的，無疑是最喜歡的那一種。所以挑一種吧！當然也可以混合搭配。只是每天都要進行某種緩解壓力的活動，至少二十分鐘。

生活壓力常在，奧客、慣老闆、交通夢魘、討厭的政府公務員等，這一切都不會消失，能改變的是我們對這種不可逃避的煩惱，以及對生活災難的反應。

我們可以學習到，如何關閉過度的反應機制，藉此緩解血壓飆升的壓力。

chapter 9

需要醫療的下一步

服用藥物來降低血壓，自然會降低心血管疾病和死亡的風險。事實上，研究指出降壓藥不但降低血壓，也有利於預防中風、心臟病發作、心臟衰竭、腎臟疾病，以及所有高血壓可能導致的死亡。

「要不要開藥？」這對醫生而言會是個關鍵議題，在正確的時間點，給予病患正確劑量的適當藥物，當然就成了真正的救星，但是錯誤的藥物，可不只是時間和金錢的浪費，因為它會引發危險的潛在副作用，比如說心悸和頭暈。

理想的狀態下，結合飲食、運動，以及其他之前討論過的生活改善方式，高血壓會自己回落到一個安全的狀態。

雖然這是可以辦到的，但並不總是這麼理想，有些人的血壓還是高到必須服藥，也有人難以改變原有的生活方式。不管什麼原因，抗血壓藥物對許多人來說是必要的，如果能有效率的開立處方，以及正確使用，藥物是非常有效。

服用藥物來降低血壓，自然會降低心血管疾病和死亡的風險。事實上，研究指出降壓藥不但降低血壓，也有利於預防中風、心臟病發作、心臟衰竭、腎臟疾病，以及所有高血壓可能導致的死亡。老年人的高血壓經過治療後，冠心症風險更能明顯下降[1]。許多研究指出，無論一開始的血壓多高、年齡、種族、性別、社經地位等，降低血壓這件事，幾乎可以幫助所有人。

這意味著數以百萬計的人都可以高枕無憂，因為他們知道透過降壓藥物，可以改善健康，以及延長生命。

不幸的是，**大多數藥物都有副作用**——有些輕微，有些則很嚴重。

本章節中，將看看醫生如何決定是否開藥，以及醫生們使用、選擇藥物的過程，還有能夠期望醫師為我們做些什麼，和應該注意些什麼。

何時要開處方箋

「要不要開藥？」這對醫生而言會是個關鍵議題，在正確的時間點，給予病患正確劑量的適當藥物，當然就成了真正的救星，但是錯誤的藥物，可不只是時間和金錢的浪費，因為它會引發危險的潛在副作用，比如說心悸和頭暈。

正因如此，全國聯合委員會（Joint National Committee）已經發展出一套指導方針，幫助醫生確定真正需要採取降壓藥物的狀況[2]。使用這本指南之前，醫生所要做的第一件事，就是確認是否有下列主要危險因素：

- 六十歲以上
- 男性
- 停經後婦女
- 心血管疾病的家族史，尤其男性年齡超過五十五歲，或女性年齡超過六十五歲
- 吸菸者
- 血脂異常（高膽固醇和血脂）
- 糖尿病

醫生將確認是否有任何高血壓，所造成的器官損傷（標靶器官疾病），或者是否有任何心血管疾病的跡象。經過全面了解疾病史，並進行體檢，找出過去或現在是否有以下病症：

- 心臟病（左心室肥大、心絞痛、心臟病發作史、曾施行冠狀動脈再通術、心臟衰竭）
- 中風
- 短暫性腦缺血發作（小中風）
- 腎臟疾病（腎病變）
- 周邊動脈阻塞性疾病（如動脈粥狀硬化）
- 視網膜病變

最後，醫生會比對風險因素與血壓所造成的器官損害，評估該使用哪一種藥物[3]（下圖提供參考）。

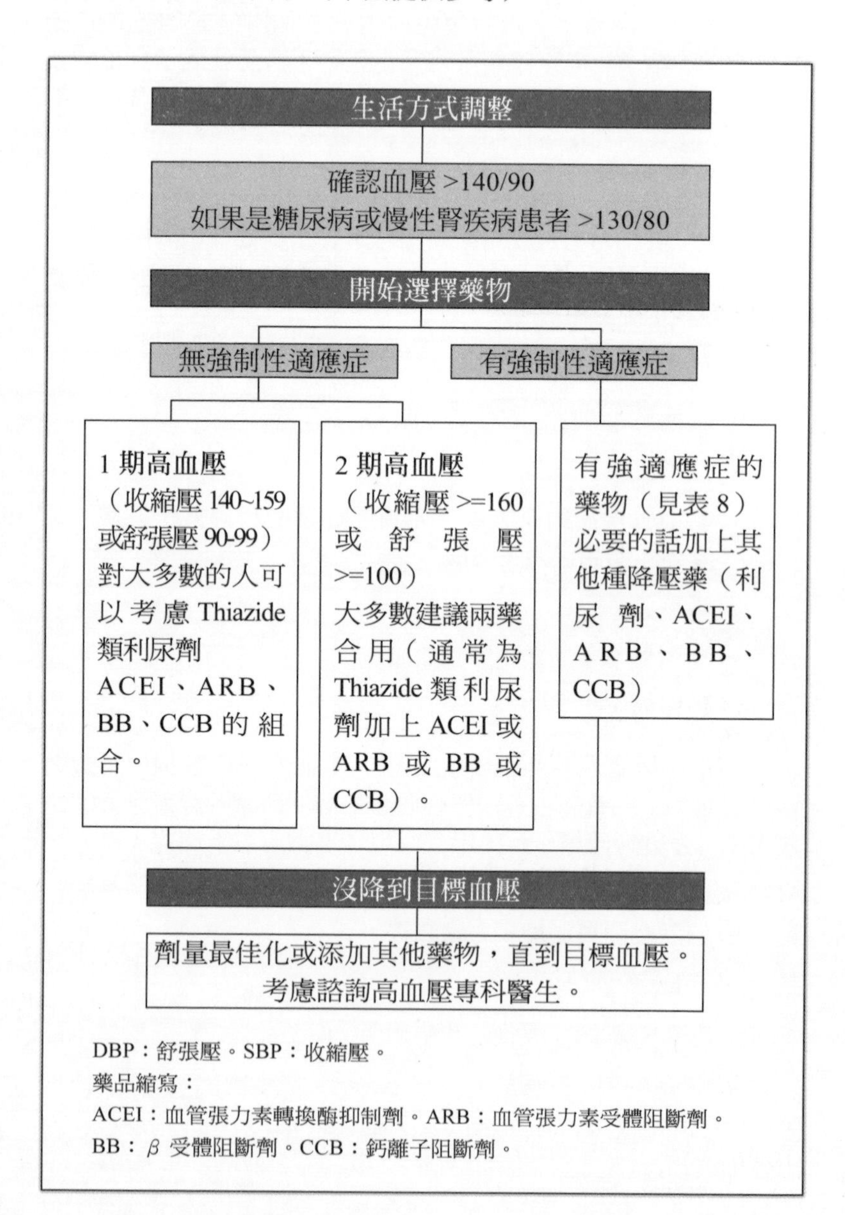

生活方式調整
確認血壓 >140/90
如果是糖尿病或慢性腎疾病患者 >130/80
開始選擇藥物
無強制性適應症
有強制性適應症
1 期高血壓（收縮壓 140~159 或舒張壓 90-99）對大多數的人可以考慮 Thiazide 類利尿劑 ACEI、ARB、BB、CCB 的組合。
2 期高血壓（收縮壓 >=160 或舒張壓 >=100）大多數建議兩藥合用（通常為 Thiazide 類利尿劑加上 ACEI 或 ARB 或 BB 或 CCB）。
有強適應症的藥物（見表 8）必要的話加上其他種降壓藥（利尿劑、ACEI、ARB、BB、CCB）
沒降到目標血壓
劑量最佳化或添加其他藥物，直到目標血壓。
考慮諮詢高血壓專科醫生。
DBP：舒張壓。SBP：收縮壓。
藥品縮寫：
ACEI：血管張力素轉換酶抑制劑。ARB：血管張力素受體阻斷劑。
BB：β 受體阻斷劑。CCB：鈣離子阻斷劑。

抗血壓藥物的類型

如果醫生確認患者需要經由服藥治療高血壓，那麼醫生將必須從眾多種的降壓藥物中選擇，這些藥物可分為幾類：

- 利尿劑
- 中樞 α 促進劑
- β 受體阻斷劑
- 直接血管擴張劑
- α1 受體阻斷劑
- 組合 α-β 受體阻斷劑
- ACE 抑制劑（ACEIs）
- 鈣離子通道阻斷劑（CCBs）
- 血管張力素 II 受體阻斷劑（ARB 類藥物）
- 節後神經元抑制劑

「為什麼有這麼多種藥？」

因為高血壓是一種多重面向的疾病，有許多的原因和後果，也就是說，它有好幾種方式來傷害身體，舉例來說，你是個與兇猛可怕敵人戰鬥的將軍，你可以派軍隊在戰場上正面迎擊，以強勢武力摧毀敵人；或者可以嘗試切斷敵人供給；也可以炸毀一些敵方需要使用的道路，讓他們減少活動範圍；也可以轟炸砲彈工廠，讓敵人武器盡失。

換句話說，打一場戰爭有許多方法，明智的將軍會盡可能使用更多方法。

對抗高血壓也是一樣的道理，可以嘗試緩解動脈的張力；減少一些血流量，以免壓力過大；干擾製造血管張力素II的能力；阻止傳遞升高血壓的訊息等，藥物就可以完成這些任務。以下列出各種藥物：

- 利尿劑：摧毀敵人的主要武器之一，就是排出體內的多餘液體，還能令血管擴張。
- β 受體阻斷劑：干擾敵人的生產過程，阻止其轉換無害物質成為血管張力素 II，而引起血壓升高。
- 鈣離子阻斷劑：防止過多的鈣滲透到動脈平滑肌，造成收縮。
- 中樞 α 受體促進劑：奪走敵人的武器之一，就是減少腎上腺素的含量。
- α 受體阻斷劑：干擾敵人的通訊，阻斷它們與重要的受體結合。

你的醫生可以採用單一藥物來治療高血壓，這就是所謂的單一藥物治療，也可以使用兩種或多種類型的藥物，以多重面向一次處理高血壓，要決定使用哪些藥物時，你的醫生可能會遵循由全國聯合委員會（Joint National Committee）公布的這些準則：

- 選定的藥物（或組合）要由低劑量開始。
- 如果需要的話，依據藥物反應和年齡，慢慢增加劑量。
- 理想情況下，病人應該每天只需要服用藥物一次，以增進患者的適應性和藥物效果，並降低成本。
- 當選擇藥物時，醫生應特別注意患者的種族、現有其他疾病和治療法，以及支付藥品費用能力和生活品質，醫生也需考慮藥物的療效和副作用，防止心臟、腦、腎等器官損害。

一藥三名

你可能已經注意到，醫生開的藥物通常有兩種名字，一種是很難發音的專有名詞（如 amlodipine），另一種則是俗名（如絡活喜）。

其實，所有藥物都有三個名字。首先出現的是化學名稱，像 1–[（2S）-3- 巰基 -2- 甲基丙醯基]-L- 脯胺酸，是藥物開發時的第一個名稱；接下來是學名或官方名稱，比如 Hydrochlorothiazide, propranolol 和 lisinopril 這種官方名稱；最後才是商品名，讓一般民眾談論藥品時，容易使用。其實一些商品名稱，聽起來就像針對市場開發的藥物：Dyna Circ 就像給動態循環用的，Procardia 專門為心臟準備的藥，Accupril 就很精準，商品名也常常會是品牌名。

但是，有些藥物則會有多個品牌供選擇，如學名藥就是多個製藥公司可以生產，例如 hydrochlorothiazide 就有 Oretic、Esidrix 和 HydroDIURIL 等三家廠商生產。

這裡有個小竅門，可以幫助分辨藥品名稱是學名，還是商品名：**學名以小寫字母開頭，商品名則是大寫開頭，而且最後經常有個 ® 標誌**，就表示名稱受到註冊商標（例如 amlodipine 是學名；Norvasc® 是商品名）。

降壓藥的優缺點

讓我們快速瀏覽一下，每個降壓藥的優缺點。

當我們參考下方圖表時，可能會看到一堆不熟悉的醫學術語，這些術語在本章最後會說明。

◇利尿劑（Diuretics）

這些藥物旨在幫助身體透過尿液，排除多餘液體，藉由抑制腎小管對鈉的再吸收來排尿，這可以稍微減少血液總量，也就是減少心輸出量，或每次心搏時輸出的血量。

從長遠來看，利尿劑的主要降壓作用，是經由降低全身血管阻力，進而降低血壓。

利尿劑可在輕中度高血壓時單獨使用，或是更嚴重的情況下，與其他藥物合併使用。現代有許多不同的利尿劑可供使用，其中包括：

- 噻嗪類（Thiazide）利尿劑：如氫氯噻嗪和氯噻酮，這是降低血壓的溫和利尿劑，可以降低全身血管阻力和血容量。
- 環利尿劑：如來適泄錠（Lasix）、Bumex 和 Demadex 等，因為作用在腎臟的亨氏套而得名。
- 保鉀利尿劑：如 triamterene 和 spironolactone，讓身體不會失去太多鉀。
- 組合利尿劑：結合不同類型利尿劑的有益特性。

各種利尿劑之間的主要差異，在於它們針對腎臟的不同部位、藥物持續力、藥物的作用力，當然還有潛在的副作用。

治療原發性高血壓時，最好的方法，就是從低劑量利尿劑開始[4]，然後根據需要進行調整。一般而言，利尿劑的耐受性相當良好，但是如果患者無尿（無法排尿、少量，甚至無尿液），或有已知的藥物過敏，就不應服用利尿劑。

利尿劑相對便宜，它們通常與容積相關（低腎素）的高血壓、正常腎素型高血壓，還有非裔美國人和老人族群的身上，可以發揮最佳效用。

利尿劑（Diuretics）*譯註

學名（商品名）	利尿劑類型	典型每日起始劑量	潛在負面影響	如果有以下狀況請停止服用
hydrochlorothiazide 氫氯噻嗪（Oretic, Esidrix, HydroDIURIL）	Thiazide	6.25~25mg	血鈣、血糖、血脂和血中尿酸過高；血中鉀、鎂和鈉不足，代謝性鹼中毒；血液量不足，站立後低血壓	磺胺類藥物之過敏反應
chlorthalidone 氯噻酮（Hygroton海固酮，Thalitone）	thiazide	12.5~25mg	血鎂不足；高血脂	見氫氯噻嗪

【譯註】

關於許多藥品並無中文名字，因為藥廠授權生產時，每個國家的法規不同，所以會有不同的成分比例，商品名也就不同，就算藥品成分一樣，只要商品名稱不同，就算是不同藥品，所以很多實際上並無中文名稱，例如 TOPROL XL 同商品名稱的藥，台灣並沒有販售，而是採以 Betaloc ZOK® 舒壓寧控釋錠 ® 名稱販賣。

bumetadine 布美他尼 （Bumex）	Loop	1~2 mg	尿酸過多； 血鉀不足； 耳中毒； 肌肉疼痛； 肌肉壓痛； 頭暈； 低血壓； 四肢無力	見氫氯噻嗪
ethacrynic acid （Edecrin 易滴連）	loop	50~ 100 mg	尿酸過多； 大劑量時 會有腸胃 問題	排尿無力， 尿量很少或 沒有尿量
torsemide 托拉塞米 （DEMADEX）	loop	5mg	尿酸過多； 血糖過多； 血鉀不足； 頭暈頭痛、 噁心、虛 弱、嘔吐、 小便過多、 口渴	排尿無力， 尿量很少或 沒有尿量 過敏症
furosemide （Lasix 來適泄 ®）	loop	20~ 40mg	血鎂和血 鉀不足； 液體和電 解質不平 衡、腹瀉、 HDL 降低	排尿無力， 尿量很少或 沒有尿量 血中氮化合 物過量

triamterene 胺苯蝶啶（Dyrenium）	保鉀型	每天兩次 100 mg	血糖和血鉀過高；紅血球、白血球與血小板異常；皮膚對陽光的敏感性增加；皮疹；代謝性酸中毒	
spironolactone（Aldactone 安達通錠）	保鉀型	50~100 mg	血鉀過多、血鈉不足、男性胸部發育、月經不規律、無月經、停經後出血、腸胃道問題、陽痿、發熱、皮疹	血鉀過多；排尿無力，尿量很少或沒有尿量；腎功能不好
amiloride（Midamol）	保鉀型	5~10 mg	參見 triamterene 胺苯蝶啶	血鉀過多；腎功能不佳的患者不可與其它保鉀型藥物合用

metolazone 美托拉隆（Zaroxolyn，Diulo）	喹唑啉衍生物	2.5~5 mg	血糖、血中尿酸、血鈣和氮化合物過高； 血鈉、血鉀和血鎂不足	腎功能不全者
indapamide（Lozol）	二氫吲哚衍生物	1.25~2.5 mg	血中尿酸過高； 血鈉、血鉀和血鎂不足	

◇中樞 α 促進劑（CENTRAL ALPHA AGONISTS）

這些藥物用來刺激腦幹的中樞突觸後 α2 受體，可減少交感神經系統的活性，交感神經的功能為增加血壓，最終結果是使全身血管阻力減少，從而降低血壓。

目前使用的四個主要 α 促進劑有：

- clonidine，商品名 Catapres（降保適）
- guanabenz，商品名 Wytensin
- guanfacine,，商品名 Tenex
- methyldopa，商品名 Aldomet（愛道美）

總體而言，中樞 α 促進劑效用良好，每種都同樣有效，但高劑量會有副作用而需限量。有些人服用 clonidine、guanabenz 或 guanfacine，尿液中可能會排出更多鈉（尿鈉）。當醫生選擇該藥物時，可能需要考慮持續時間、成本多少，以及有哪些副作用，中樞 α 促進劑單獨使用，或與其它類型的藥物組合，效果都很好。

中樞 α 促效劑

學名（商品名）	典型每日起始劑量	潛在負面影響	如果有以下狀況請停止服用
clonidine 可樂定（Catapres降保適）	0.1mg TTS#1 TTS#2 TTS#3	鎮靜、嗜睡、口乾、頭暈、無力、頭痛、心律不整、便秘	病竇症候群，房室傳導阻滯（第2或3級）
guanabenz（Wytensin）	16mg	口乾、鎮靜、嗜睡、疲勞、陽痿、反彈性高血壓、頭暈、無力、頭痛、便秘	懷孕
guanfacine 胍法辛（Tenex）	1mg	鎮靜、嗜睡、口乾、頭暈、乏力、頭痛、心律不整、便秘	病竇症候群，房室傳導阻滯（第2或3級）
Methyldopa（Aldomet）	每天兩次250~500mg	疲勞、嗜睡、鎮靜、口乾、陽痿、肝炎、憂鬱	肝病

◇ β 受體阻斷劑（BETA BLOCKERS）

β 受體阻斷劑能減緩心臟速率，從而降低心輸出量，但可能會增加全身血管阻力，也會干擾身體的腎素 - 血管張力素 - 醛固酮系統。

β 受體阻斷劑的效用，取決於服用者，它們對於高腎素和正常腎素高血壓的患者最有效，對於老年人或非裔美國人則沒那麼有效。

＊ β 受體阻斷劑的副作用

當 β 受體阻斷劑自己相互比較時，降血壓效果似乎同樣良好，但是比起其他藥物，則會有更多副作用，且這些副作用可能相當明顯：

對於心臟：

- 鬱血性心臟衰竭
- 心臟血液輸出量減少
- 呼吸困難或短促
- 心搏過緩
- 心臟傳導阻滯

對於中樞神經系統：

- 疲勞
- 昏睡
- 記憶減弱
- 嗜睡
- 精神壓抑
- 定向感障礙
- 失眠
- 頭痛
- 頭暈
- 感覺異常

對於胃腸道：

- 噁心
- 腹瀉

- 便秘
- 脹氣
- 結腸炎

對於呼吸：

- 喘息
- 哮喘和慢性阻塞性肺疾病的惡化
- 支氣管痙攣

周圍血管縮窄

- 雷諾氏現象（變色、灼熱、刺痛、由壓力或冷空氣引發的疼痛，或手指、腳趾或鼻子麻木）
- 跛行
- 四肢發冷

其他

- 高血糖
- 降低 HDL（好膽固醇）
- 升高 LDL（壞膽固醇）
- 升高血脂（三酸甘油脂）
- 姿勢性低血壓（站立時頭昏眼花的低血壓）
- 陽痿、性慾下降
- 肌肉疲勞
- 血液中的鉀含量不正常（高血鉀症）

＊不可使用 β 受體阻斷劑的狀況

如果有任何下列情況，應避免 β 受體阻斷劑：

- 竇性心搏過緩（慢心搏率）

- 大於第一度心臟傳導阻斷
- 心源性休克（與心臟病發相關的低心輸出量）
- 支氣管哮喘
- 慢性阻塞性肺病
- 藥物過敏

β 受體阻斷劑

通用名 （商品名）	典型每日起始劑量
Acebutolol （Sectra 心施德）	400mg
Atenolol （Tenormin 天諾敏）	25-50mg
betaxolol （Kerlone 可絡暢）	10mg
Metoprolol（美托普洛） （Lopressor 舒壓寧控釋錠 ®）	50mg 每天 1~2 次
Metoprolol（美托普洛） （TOPROL XL）	50-100mg
nadolol （Corgard 康加爾多）	40mg
carteolol（Cartrol）	2.5mg
penbutolol（Levatol）	10mg
pindolol（Visken）	10mg，一天兩次
Propranolol（普潘奈） （lnderal, 恩特來，恩特來 LA）	40mg
Timolol（Blocadren）	10mg

◇直接血管擴張劑（DIRECT VASODILATORS）

這些藥物直接鬆弛血管，降低血管阻力，但是如果單獨使用，沒有搭配其他類型的抗血壓藥物，會出現心搏過快、體液滯留、腫脹（水腫）。

直接血管擴張劑

學名（商品名）	典型每日起始劑量	潛在負面影響	如果有以下狀況請停止服用
hydralazine（Apresoline 阿普利素寧）	10mg~天 4 次	姿勢性低血壓頭痛、反射性心跳過快、噁心、心悸、無力、體液滯留、鼻塞、紅斑性狼瘡	主動脈瘤 冠狀動脈疾病 二尖瓣心臟病或風濕性心臟病
minoxidil（Loniten 洛寧錠）	5mg	增加毛髮生長速度、體液滯留、體重增加、心絞痛、心電圖變化、反射性心跳過快	冠狀動脈心臟衰竭、嗜鉻細胞瘤

◇ α1 受體阻斷劑（ALPHA1 BLOCKERS）

人體血管壁上有非常敏感的神經細胞，稱作 α 受體，它會接收化學和神經訊息，令血管收縮。α1 受體阻斷劑就是令這些受體無法接收訊號，降低血管阻力，使得血壓下降。

α1 受體阻斷劑，加上限制鈉的組合，對於輕度高血壓患者的效果很好，這種藥物會降低膽固醇和血脂，在低劑量時副作用不大，通常要配合使用其他抗血壓藥使用，不用於單一藥物治療。

α1 受體阻斷劑

學名（商品名）	典型每日起始劑量	潛在負面影響	如果有以下狀況請停止服用
doxazsin 多薩坐辛（Cardura）	2~4mg	頭暈、多汗、疲勞、心悸	對喹唑啉（quinazolines）過敏者
prazosin 普拉辛（Minipress 脈寧平錠）	2~4mg	增加毛髮生長速度、體液滯留、體重增加、心絞痛、心電圖變化、反射性心跳過快	冠狀動脈心臟衰竭、嗜鉻細胞瘤
terazosin（Hytrin 定脈平錠）	2~4mg	昏厥，姿勢性低血壓、頭痛、心搏加快、紅腫，口乾、鼻塞、頭暈、力量或能量損失	無禁忌症

◇ α-β 受體阻斷劑（ALPHA-BETA BLOCKERS）

這些藥物結合了 α-和 β-的阻斷作用，降低全身血管阻力（但又使心輸出量呈現最小變化），它們具有比純 β 受體阻斷劑更佳的血脂組成，也就是對膽固醇和血脂產生的負面影響較小，產生的副作用也比 β 受體阻斷劑要少。

α-β 受體阻斷劑

學名（商品名）	典型每日起始劑量	潛在負面影響	如果有以下狀況請停止服用
labetalol 拉貝洛爾（Trandate、Normodyne）	100mg~天 2 次	冠狀動脈心臟衰竭、心搏過緩，疲乏、記憶力減退、定向感障礙、噁心、便秘、氣喘	心搏過緩、心臟傳導阻滯（超過 1 度以上）、心源性休克、某些肺疾病、對此藥過敏
carvedilol 卡維地洛（Coreg）	6.25mg 一天 2 次	頭暈、疲乏	NYHA 心衰竭第 4 級哮喘、房室傳導阻滯（2 或 3 級）、心搏過緩、心源性休克、肝疾病
bisoprolol 比索洛爾（Zebeta）	5mg	冠狀動脈心臟衰竭、心搏過緩、疲乏、記憶力減退、定向感障礙、噁心、便秘、氣喘	心搏過緩、心臟傳導阻滯（超過 1 度以上）、心源性休克、某些肺疾病、對此藥物過敏

◇血管張力素轉換酶抑制劑（ACEIs）

也稱作 ACE 抑制劑，或 ACEIs，這些藥物會干擾腎素 - 血管張力素 - 醛固酮系統。

記得第二章提到，腎臟分泌腎素，會將血管張力素原轉換成血管張力素 I，然後血管張力素 -I 轉化為血管張力素 II，這是一種強力的血管收縮物質，會引發動脈損傷、內皮細胞功能失調、血管增生、血栓，和氧化壓力等破壞。

血管張力素 II，還會刺激醛固酮的分泌。醛固酮會留住腎臟中本來應該排出體外的鈉和水，進而增加血壓，也會損害動脈，顯然地，若是抑制腎素 – 血管張力素 - 醛固酮系統，就可以幫助血壓平穩，並減少其相關損害。ACEIs 正是藉由阻止血管張力素 I 轉換血管張力素 II，而達到效果。

ACE 抑制劑對所有類型的高血壓都有效，可以減少蛋白尿，並維持腎臟功能。大多數人對 ACE 抑制劑的耐受性都相當好，而且副作用相對較少，像咳嗽就只有 15%左右的患者會發生。

ACE 抑制劑單獨使用就有效，不需要其他類型藥物的輔助，但也可以配合其它類型藥物使用。

α1 受體阻斷劑

學名（商品名）	典型每日起始劑量	潛在負面影響	如果有以下狀況請停止服用
lisinopril 利欣諾普（Prinivi 心寧衛錠，Zestril 捷賜瑞錠）	5~10 mg	頭暈、頭痛、疲力、腹瀉、咳嗽	藥物過敏、腎臟損傷、結締組織疾病、腎動脈狹窄

benazepril (Lotensin 洛丁新)	10 mg	頭痛、頭暈、疲勞、咳嗽、噁心	類似 Lisinopril 利欣諾普
captopril 刻寶甫利錠 (Capoten 刻甫定)	25 mg 一天兩次	蛋白尿、味覺混亂、皮疹、白血球減少症、腎功能不全、咳嗽	結締組織疾病
enalapril (Vasotec)	5~10 mg	類似 Captopril 刻寶甫利	類似 Captopril 刻寶甫利
fosinopril (Monopril 脈樂甫利錠)	10~20 mg	頭痛、頭暈、疲乏、咳嗽、噁心、腹瀉	類似 Lisinopril 利欣諾普
quinapril (Accupril 恩久平膜衣錠)	10~20 mg	頭痛、疲乏、噁心、頭暈、咳嗽	藥物過敏
ramipril (Altace)	2.5 mg	頭痛、頭暈、疲乏、咳嗽、噁心	藥物過敏
moexipril (Univasc)	7.5 mg	頭痛、頭暈、疲乏、咳嗽、噁心	藥物過敏
trandolapril (Mavik)	2 mg	頭痛、頭暈、疲乏、咳嗽、噁心	藥物過敏
perindopril (Aceon)	4 mg	頭暈、咳嗽、疲乏、頭痛	類似 Lisinopril 利欣諾普

◇鈣離子阻斷劑（CCBS）

鈣離子阻斷劑會減少鈣移動到小動脈平滑肌，使得這些肌肉不太能收縮，而使血管放鬆。鈣離子阻斷劑對於輕度到重度的高血壓患者具有療效。開始治療時，血壓越高，藥物治療效果越大。

大多數高血壓患者，對鈣離子阻斷劑的反應都很良好，其中低腎素型高血壓、非裔美國人和老人，對此藥的反應最佳，不管是單獨使用，或是與其它類型組合都可以。

一般情況下，鈣離子阻斷劑對脂質（如血脂和膽固醇）會有中性，甚至是比較有利的效果，且通常患者耐受性高，也可以延緩動脈粥狀硬化、保護腎臟功能、減少左心室肥大。

鈣離子阻斷劑（CCBS）

學名（商品名）	典型每日起始劑量	潛在負面影響	如果有以下狀況請停止服用
amlodipine（Norvasc 脈優）	2~4mg	頭暈、心悸、潮紅、腫脹	藥物過敏
diltiazem SR（Cardizem SR，Cardizem CD）	240~360mg	頭痛、心臟問題、頭暈、腳和踝關節腫脹	病竇症候群、房室傳導阻滯（2或3級）、嚴重的鬱血性心臟衰竭、毛地黃中毒、心臟病發作、肺鬱血
diltiazem SR（Tiazac）	120~240mg	心搏減緩、心電圖變化、精神不振、便秘、進食後腸胃不適、心悸	病竇症候群、房室傳導阻滯（2或3級）、嚴重的鬱血性心臟衰竭、毛地黃中毒、心臟病發作、肺鬱血

diltiazem SR（Dilacor-XR）	180~360mg	精神不振、便秘、進食後腸胃不適、心悸	病竇症候群、房室傳導阻滯（2或3級）、嚴重的鬱血性心臟衰竭、毛地黃中毒、心臟病發作、肺鬱血
diltiazem SR（Tiamate）	180~360mg	精神不振、便秘、進食後腸胃不適、心悸	病竇症候群、房室傳導阻滯（2或3級）、嚴重的鬱血性心臟衰竭、毛地黃中毒、心臟病發作、肺鬱血
isradipine（DynaCirc, DynaCirc SR）	2.5mg 一天2次	頭痛、頭暈、浮腫、心悸、疲乏、潮紅	藥物過敏
nicardipine（Cardene, Cardene SR）	20mg 一天3次	潮紅、頭痛、足部浮腫、精神不振、心悸、頭暈、心搏加速	主動脈瓣狹窄、藥物過敏
nifedipine（Adalat CC, Procardia XL）	30mg	頭痛、頭昏、頭重腳輕、震顫、緊張、心悸、跛行、疲勞虛弱、噁心、腹瀉、腫脹、潮紅、站立後低血壓、耳鳴	藥物過敏
nisoldipine（Sular）	20 mg	與冠樂達相似	過敏

verapamil（Calan SR，Isoptin SR，Verelan, Covera-HS）	240mg	便秘、頭痛、頭昏、頭暈、乏力、神經過敏、搔癢、潮紅、腸胃紊亂、肝炎、在站起來的房室傳導阻滯異常低的血壓	病竇症候群、房室傳導阻滯（2或3級）、毛地黃中毒、心源性休克
felodipine（Plendil 普心寧持續性藥效錠）	5mg	腫脹、頭痛、潮紅、頭暈、精神不濟、心律不整、疲乏、噁心	藥物過敏

◇血管張力素 II 受體阻斷劑（ARBs）

這些都是最新的抗高血壓藥物，簡稱 ARBs，如同 ACE 抑制劑，ARBs 藉由干擾腎素 - 血管張力素 - 醛固酮系統來降低血壓，不過 ACEIs 是阻斷血管張力素 I 轉換成血管張力素 II，ARBs 則是防止血管張力素-II與其受體（AT1R）結合，只要血管張力素-II-不能與其受體結合，就不能傳遞收縮血管的訊息，也就不會刺激醛固酮的分泌。

一般情況下，ARBs 的耐受性比 ACEIs 更好，但是在控制血壓、保護腎臟，還有減少蛋白尿的效果上，則是同樣有效。

鈣離子阻斷劑（CCBS）

學名（商品名）	典型每日起始劑量	潛在負面影響	如果有以下狀況請停止服用
candesartan（Atacand）	16 mg	頭痛、頭暈、上呼吸道感染、咽喉感染或發炎、鼻粘膜發炎	懷孕、藥物過敏
eprosartan（Teveten 特維妥）	400~800 mg	與 ARBs 類似	懷孕、藥物過敏
irbesartan（Avapro 安普諾維 ® 錠）	150mg	腹瀉、進食後腸胃不適、肌肉與骨骼外傷、疲勞、上呼吸道感染	懷孕、藥物過敏
losartan（Cozaar 可悅您膜衣錠）	25~50mg	頭暈、精神不振或力量、頭痛、咳嗽	懷孕、藥物過敏
telmisartan（Micardis 必康平錠）	40mg	上呼吸道感染、背痛、鼻竇炎、腹瀉、咽喉感染或發炎	懷孕、藥物過敏
valsartan（Diovan 得安穩膜衣錠）	80mg	頭痛、頭暈、病毒感染、疲乏、腹痛	懷孕、藥物過敏
olemarsartan（Benicar）	10mg	頭痛、頭暈、病毒感染、疲乏、腹痛	懷孕、藥物過敏

◇節後神經元抑制劑

（POSTGANGLIONIC NEURON INHIBITORS）

這些藥物耐受性很差，並且已經不再用於治療高血壓了。

節後神經元抑制劑

學名（商品名）	典型每日起始劑量	潛在負面影響	如果有以下狀況請停止服用
guanadrel（Hylorel）	5~50mg 要分開劑量	暈厥 體液滯留	鬱血性心臟衰竭、心絞痛、腦血管疾病
guanethidine（lsmelin）	10~25mg	暈厥、 體液滯留 腹瀉、陽痿	A 型血管瘤（又稱為嗜鉻細胞瘤）、或者同時使用腎上腺素者
reserpine 利血平	0.1~0.25mg	體液滯留	過去或現在抑鬱症發作、活動性消化性潰瘍病、低血壓

＊特別註記：

作者認為，利尿劑和 β 受體阻斷劑，不是高血壓初始治療的首選藥物，ACEIs、血管張力素受體阻斷劑，和鈣離子阻斷劑，則是初始治療的優良選擇。

吃藥前，應該問醫生

處方藥是——或者應該是——醫病雙方合作的成果，也就是說，不該只是把手伸出來拿醫生的處方而已。

服用任何藥物之前，應該提出如下問題：

- 為什麼這顆藥物？為什麼這種藥適合我？
- 這是唯一適合我，或是還有其他的選擇？
- 究竟是什麼藥丸、膠囊，還是什麼樣子？
- 究竟應該怎麼吃？多久？什麼時候？餐前餐後？配多少水？開車、睡覺前可以吃嗎？
- 吃這個藥的時候，有沒有任何其他要避開的藥物？
- 吃這個藥的時候，有沒有任何其他要避開的食物？
- 吃這個藥的時候，有沒有任何其他要避開的維生素、草藥，或補充品？
- 吃這個藥的時候，有沒有任何要避開的活動？可以開車、工作、發生性關係等？
- 我的工作或興趣，有可能干擾藥物，甚至導致危險嗎？

請確保醫生開藥前，已經完全知道你的病歷、生活方式、服用的其他藥物。這裡針對需要告知的問題，提供部分列表：

- 任何過敏史
- 目前在服用的所有藥物（包括荷爾蒙和提神藥品）
- 任何藥物的不良反應
- 所有正在服用或準備要服用的維生素、礦物質、草藥，或其他補充品
- 任何成藥、軟膏、乳劑或減重產品

- 工作中或家中會接觸到的化學物品或煙霧等
- 如果正在或準備懷孕
- 如果正在哺乳
- 飲食習慣、運動養生、興趣愛好和活動
- 曾經的疾病史，以及家族疾病史

醫生開藥時，知道得越多越好，說得越詳細，醫生越有可能找到最適合的藥物。

醫生術語解密

下面是一些常見醫療用語，可以常聽醫生或藥劑師談論，或是在藥品包裝上看到。

- 高醛固酮症（Aldosteronism）：體內醛固酮過量。可能導致鈉滯留、鉀排出過量、血壓升高、腎臟疾病，和心臟問題。
- 無月經（Amenorrhea）：沒有月經。

  血管性水腫（Angioedem）：也稱為血管神經性水腫。手、腳、臉部、頸部、嘴唇、喉癌、外生殖器，或內臟短暫腫脹，可能由於感染、情緒緊張，或藥物、食物過敏。
- 無尿症（Anuria）：排尿無力，少量尿或無尿。
- 無力（Asthenia）：精力和體力衰弱損失。
- 心搏停止（Asystole）：沒有心跳。
- 房室傳導阻滯（AV block）：心房與心室間的傳導阻滯，或是刺激心跳的電脈衝減慢或停止。第二度房室傳導阻滯是局部堵塞，第三度房室傳導阻滯是完整的堵塞。
- 氮血症（Azotemia）：血中過多的氮化合物，這是因為腎臟無法運作，而造成的一種中毒症狀。

- 血液惡病質（Blood dyscrasias）：紅血球、白血球，或血小板的異常。
- 心搏過緩（Bradycardia）：心臟跳太慢。
- 心因性休克（Cardiogenic shock）：心臟病發作，或心臟衰竭相關的心輸出量減低。
- 消化不良（Dyspepsia）：胃部不適、腹脹、噁心，或進食後火燒心。
- 男性女乳症（Gynecomastia）：男性乳房異常發育。
- 高腎素型高血壓 High-renin hypertension）：血容量過低，腎素過高。
- 高血鈣（Hypercalcemia）：血液中的鈣過量。可能會導致精神錯亂、無力、肌肉和腹痛。
- 高血糖（Hyperglycemia）：過多的血糖（葡萄糖）。可能會導致糖尿病、對血管的傷害，以及其他問題。
- 高血鉀（Hyperkalemia）：血鉀過高。可能會導致噁心、肌肉無力、腹瀉，心電圖可以看到心臟的變化。
- 高血脂（Hyperlipidemia）：血脂（三酸甘油脂）、總膽固醇和 LDL（壞膽固醇）過高。可能導致動脈粥狀硬化、心臟病、心臟病發作，還有中風。
- 高腎素血症（Hyperreninemia）：血中腎素過高。可能導致鈉和水的滯留，以及升高血壓。
- 過敏症（Hypersensitivity）：對異物不同平常的強烈反應，像過敏一樣。
- 毛髮增多症（Hypertrichosis）：身體（不含頭皮）的毛髮增加。
- 高尿酸血症（Hyperuricemia）：血中尿酸過多，可能導致痛風。
- 低氯血症（Hypochloremia ）：血氯過低，可能導致疲勞、心悸和酸鹼問題。

- 低氯性鹼中毒（Hypochloremic alkalosis）：血液酸鹼值變高。可能導致心悸、疲勞和心律異常。
- 低血鉀（Hypokalemia）：血鉀不足。可能導致虛弱、心搏異常，以及其他問題。
- 低血鎂（Hypomagnesemia）：血鎂不足。可能導致嗜睡、肌肉無力、噁心，以及其他問題。
- 低血鈉（Hyponatremia）：血鈉不足。可能導致混亂、嗜睡，還有水中毒的問題。
- 陽痿（Impotence）：無法達到或維持勃起。男性患者大概有 20~25%受道影響。
- 低腎素型高血壓（Low-renin hypertension-hypertension）：高血容量及低腎素。
- 代謝性酸中毒（Metabolic acidosis）：體內酸太多，或是太少的重碳酸根。可能導致昏迷和死亡。
- 代謝性鹼中毒（Metabolic alkalosi）：體內酸太少，或是太多的重碳酸根。可能會導致嚴重的腹瀉、腎功能衰竭，或其他問題。
- 正常腎素高血壓（Normal-renin hypertension）：高血壓，但是腎素水平正常。
- 耳中毒（Ototoxicity）：聽力和平衡的困難。
- 胰臟炎（Pancreatitis）：一種潛在的嚴重狀態，血液中胰臟酵素成分異常，或是數量異常。
- 感覺異常症（Paresthesia）：四肢麻木刺痛。
- 足部水腫（Pedal edema）：腳踝和腳的腫脹。
- 體位性低血壓（Postural hypotension）：也稱為姿勢性低血壓或體積缺乏。從坐或躺的姿勢站立時，因為體液的量下降，而造成的低血壓，導致暫時性頭暈。

- 蛋白尿（Proteinuria）：尿液中有過量的蛋白質，通常是白蛋白，腎臟疾病的一種指標。
- 瘙癢症（Pruritus）：身上發癢。
- 肺充血（Pulmonary congestion）：肺臟中有流體（肺泡充血）。
- 肺水腫（Pulmonary edema）：肺臟中有流體累積，常導因於鬱血性心臟衰竭。
- 腎功能代償（Renal decompensation）：腎損壞或故障。
- 腎功能不全（Renal insufficiency）：腎功能衰竭或功能不全。
- 病竇症候群（Sick sinus syndrome）：心搏快慢交替。
- 竇性閉止（Sinus arrest）：竇房結停止放電，造成心臟停止跳動。
- 皮膚反應（Skin reactions）：發炎、皮疹、紅腫、水泡、紫斑症，或其他皮膚過敏症狀。
- 狹窄症（Stenosis）：通道狹窄或開口收縮。
- 心搏過速（Tachycardia）：心跳太快，大約每分鐘100~150下。
- 耳鳴（Tinnitus ）：耳朵有響聲。
- 血管炎（Vasculitis）：血管發炎。
- 體液缺乏（Volume depletion）：見體位性低血壓。

What Your Doctor

The Revolutionary Nutrition and
Lifestyle Program to Help Fight
High Blood Pressure

May Not
Tell you about

chapter *10*

關於你的未來

修正版得舒飲食、運動、減肥，和「VasoGuard 療法」，是我採用自然療法的支柱，背後都有著可靠的科學研究支持，而且已經從我的病人身上看到奇蹟。

相信在可預期的未來，能在健康和生活上產生正向效應。

高血壓作為一種流行性疾病，卻顯然有治療不足的問題。大約有 3,600 萬美國人，像是走動的定時炸彈，等著被引爆；最終引發中風、心臟病發作、心臟衰竭、腎功能衰竭、失明，和其他嚴重疾病。

我們已經在本書，大量深入探討了高血壓和血管系統的奧秘，研究營養素和高血壓之間的關聯性，同時檢視用於對抗這種疾病的藥物。

不要擔心無法掌握所有資料，只要牢記以下基本要點：

- 高血壓已是一種流行性疾病，卻顯然有治療不足的問題。大約 3,600 萬美國人，都像是走動的定時炸彈，等著被引爆；最終將會引發中風、心臟病發作、心臟衰竭、腎功能衰竭、失明和其他嚴重疾病。

- 許多可以治療高血壓的藥物，包括利尿劑、鈣離子阻斷劑、β 受體阻斷劑、ACE 抑制劑和 ARB 等。這些藥物都很有效，但是有些很昂貴，而且很多人可能無法承受其副作用。

- 幸運的是，有一些可以降低血壓，而沒有副作用的其他方法與天然藥物。經由科學文獻的成千上百的報告，詳細研究各種食物和營養補充品，它們可以像單一降壓藥一樣有效的降低血壓。

例如，鎂可以降低收縮壓 2 毫米汞柱以上；大蒜素可降低 5~8 毫米汞柱；維生素 C 能降低 11 毫米汞柱；還有輔酶 Q10 跟海藻，都可以降低 14 毫米汞柱。

有了這些容易取得的「天然藥品」，這些數以百萬計的高血壓患者，沒有道理不受到穩定控制。

以下將這些補充品整合表列，包括我的「VasoGuard 療法」中的成分：

綜合 Omega-3 脂肪酸 （DHA 和 EPA）	2 克
芹菜籽粉	500mg
鉀（如檸檬酸鹽）	20mg
維生素 B_6	100mg
綜合天然維生素 E	2001U
維生素 C	500mg
大蒜粉	250mg
牛磺酸	1,500mg
茄紅素（天然番茄萃取物）	5mg
生物素	800mg
輔酶 010（Q-GEL®）	50mg
硫辛酸	100mg
鎂（碳酸鹽 / 硫酸鹽形式）	185mg
鎂（碳酸鹽 / 硫酸鹽形式）	75mg

•「VasoGuard 療法」，是我專程針對「高血壓研究所」得舒飲食（DASH diet）的增強版，以 DASH-I 和 DASH-II 的飲食而專門訂做的版本，經由全國聯合委員會（Joint National Committee），以及世界衛生組織、美國心臟協會、美國高血壓學會，和其它醫療組織所認可的唯一降壓飲食。

修正版得舒飲食，包含更多的蛋白質、蔬菜和好的脂肪，但是比正規的得舒飲食略少穀物、水果和奶製品。

我發現它很適合我的病人，可口又易於遵守，所以很有信心推薦給大家。

- 修正版得舒飲食、運動、減肥，和「VasoGuard 療法」，是我採用自然療法的支柱，背後都有著可靠的科學研究支持，而且已經從我的病人身上看到奇蹟。不過這些仍只是健康整體計畫的一部分。

1、請諮詢你的醫生。這個第一步驟是必要的，定期諮詢醫生，讓他檢視你的血壓，並討論飲食、體重、運動計畫和生活方式。安全最重要，所以始終要讓醫生知道你在做什麼。

2、採用修正版得舒飲食。這種安全又有理論依據的飲食，可以安全的降血壓，光是得舒飲食，可能就是你所需要的。

3、使用「VasoGuard」治療。

4、經常運動。規律運動可以降低血壓，請確保在開始或更改運動計畫前，諮詢醫生，然後才開始執行！

5、保持理想體重。一直隨身攜帶那些多餘重量，可能會令血壓升高。放下它們，壓力也會跟著下降。

6、緩解生活壓力。壓力會使血壓升高，也影響整體健康。學習釋放壓力，放鬆心情。

7、適量喝酒。如果患有高血壓，戒酒是最安全的方式。如果還是要喝，限制每天的量少於 20 克——差不多是啤酒 720cc，或葡萄酒 300cc，或烈酒 60cc。（紅酒可能是最佳選擇。）

8、減少咖啡因。限制每天少於 100 毫克咖啡因，大概是 180cc 的咖啡，或兩杯 180cc 的紅茶。

9、告別吸菸和菸草。請務必戒菸。

10、必要的話，使用標準藥品。雖然自然方法，可以令數百萬人有所改善，但還是有人需要藥物治療。有些人需要持續的藥物治療，才能達到效果。服藥並不表示失敗，而是代表成功的讓這個問題得到控制。

如果你是那沒有控制高血壓的人之一，可以使用本書所學，阻止這種疾病。如果你屬於正在使用藥物控制血壓的人，可以使用這些資訊，減少藥物，或甚至完全停藥。

「真的能嗎？」確定是的。我見過很多人找回他們的健康，以及對於生活的主控權。

我真的相信運用這些知識和決心，在可預期的未來，健康和生活上能夠產生正向效應。

What Your Doctor

The Revolutionary Nutrition and Lifestyle Program to Help Fight High Blood Pressure

May Not Tell you about

附錄

檢視研究成果

檢閱相關研究報告，讓我們了解營養和保健品針對降壓作用的科學支持證據，其中包含：芹菜、維生素B_6、維生素E、維生素C、大蒜、牛磺酸、茄紅素、輔酶Q_{10}，和α-硫辛酸等。

實驗指出，輔酶 Q10 的缺乏，和高血壓具有高度關聯性。大部分食物中含有少量輔酶 Q10，主要是肉類和海產。對多數人而言，要維持輔酶 Q10 的正常水平，補充品是必要的。

而且，血壓的降低與輔酶 Q10 的濃度攸關，大約有51%受試者，能因此停用一至三種降壓藥，而且無副作用。

本附錄所收錄的摘要，讓我們可進一步檢視這些物質降壓作用的科學支持證據。完整研究報告來自 2002 年 4 月「美國保健品協會期刊」上的「血管生物學：營養和保健品在預防和治療高血壓的作用」文章[169]，由我撰寫針對醫生和其他衛生人員的專業技術性討論。

可惜的是，由於篇幅限制，本附錄只能摘錄該文章一部分。

因此，這裡只能針對「VasoGuard 治療法」中，關鍵成分功效的科學證據，包含：芹菜、維生素 B_6、維生素 E、維生素 C、大蒜、牛磺酸、茄紅素、輔酶 Q10 和 α - 硫辛酸。其中省略了鉀、鎂和鈣，因為它們已經為主流醫療所接受。這將讓我可以專注於一些鮮為人知，還有不太為人接受的物質。

以下按字母依序討論，相關索引可於「參考文獻」進行查閱。

硫辛酸（ALA）

α 硫辛酸（ALA）是一種強效和獨特的硫醇化合物，兼具水溶和脂溶性的抗氧化劑。[10] *α* 硫辛酸有助於組織和血液中，維生素與抗氧化劑的再循環，例如維生素 C、維生素 E、穀胱甘肽和半胱胺酸。[10,125,126] 迄今為止，只有自發性高血壓老鼠（SHR）動物實驗，確認硫辛酸對血管和血壓的影響[10,125,127]。Vasdev 等人[125]

給予老鼠每天每公斤 500 毫克，相當於每公斤 26 毫克的硫辛酸，為期九週後，收縮壓有顯著減少（p <0.001），同時在細胞質和血小板中的鈣、葡萄糖、胰島素濃度，還有肝、腎和主動脈中的組織醛共軛物，可以看到顯著降低。最重要的是，出現了血管損傷減少，高血壓血管平滑肌錯構瘤（VSMH）和動脈粥狀硬化變化等血管結構改善的證據。

動物試驗中，經硫辛酸治療後的老鼠，收縮壓從平均 180 毫米汞柱，降到 140 毫米汞柱（p <0.001）；而未經治療的老鼠在九週的期間，收縮壓從平均 180 毫米汞柱，上升到 195 毫米汞柱。硫辛酸治療的血壓下降值，會逐漸趨緩，五週後就不再降低。

由未經治療的老鼠的腎臟血管變化顯示，平滑肌增生，導致小動脈管腔變窄，還有動脈壁上 PAS 陽性物質的增生。

另一方面，經硫辛酸治療的老鼠，腎臟平滑肌細胞增生，以及動脈壁增厚減少，小動脈管腔也沒有變窄。因此，**硫辛酸可以減少腎血管的增生**。這項研究中的老鼠中，硫辛酸降低了血壓和生化組織的變化。換算成平均體重七十公斤的成人所需劑量，是每天硫辛酸約 2000 毫克。然而，要強調的是，目前沒有任何人體實驗。

硫辛酸能降血壓，和改善血管功能與結構的機制有很多[125,126,128~138]。已知的是，內生性的醛類結合到膜蛋白上的硫氫基（-SH），改變了鈣離子通道（尤其是 L- 型鈣通道），因此增加了游離鈣離子，也增加血管張力、全身血管阻力（SVR）和血壓[125]。硫醇化合物，如全身血管阻力和 N- 乙醯半胱胺酸（NAC），可以結合這些內生性醛類，使得細胞膜的鈣離子通道正常化，並降低游離鈣。

此外，全身血管阻力增加穀胱甘肽和半胱胺酸的水平，它們可以結合這些醛類，並加速其排出，並增加維生素 C 和維生素 E 的水平，這會改善血管內皮細胞功能失調。全身血管阻力的這些機制，就像是鈣離子阻斷劑（CCB）。

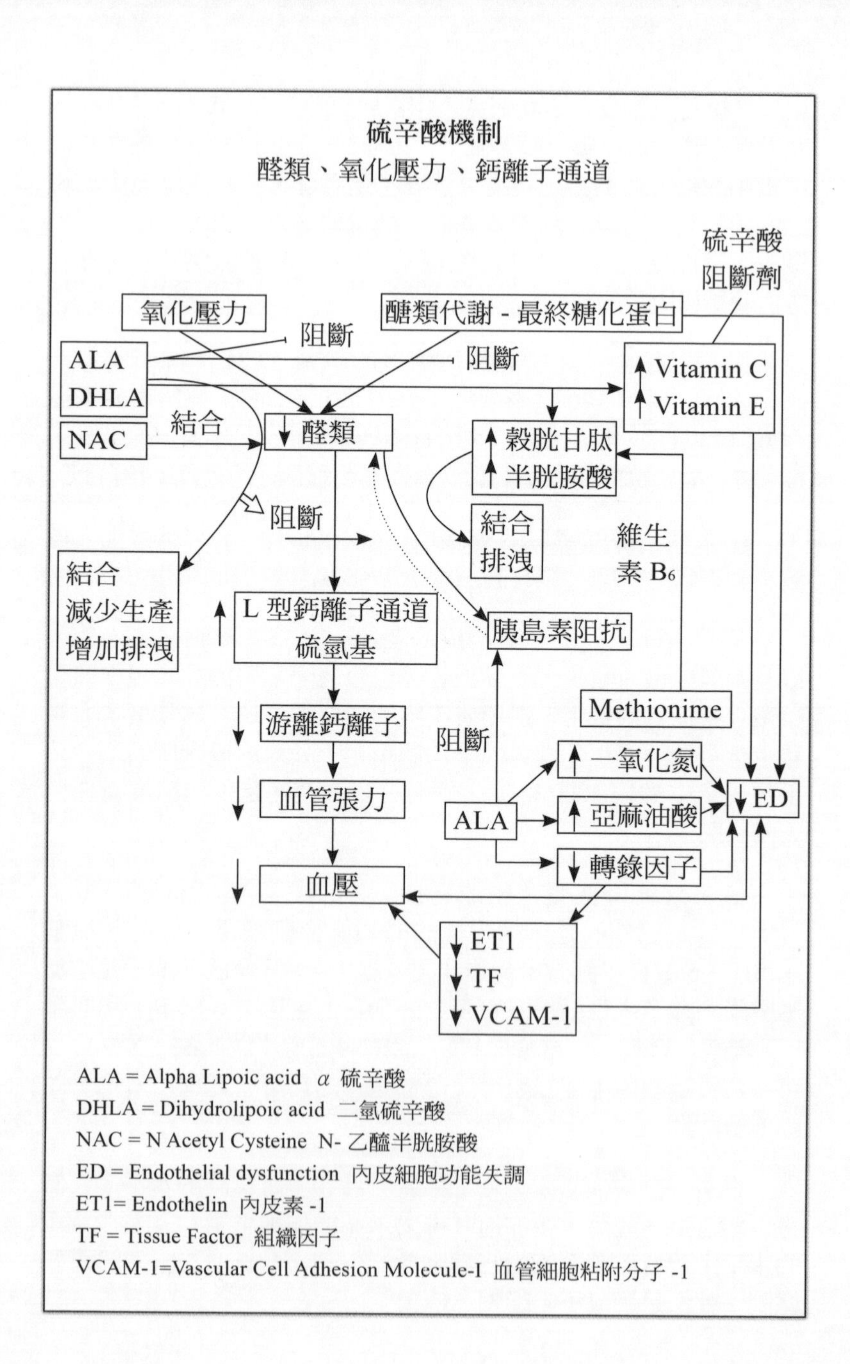
硫辛酸機制
醛類、氧化壓力、鈣離子通道
硫辛酸
阻斷劑
氧化壓力
醣類代謝 - 最終糖化蛋白
阻斷
ALA
DHLA
阻斷
Vitamin C
Vitamin E
NAC
結合
醛類
穀胱甘肽
半胱胺酸
阻斷
結合
排洩
維生
素 B6
結合
減少生產
增加排洩
L 型鈣離子通道
硫氫基
胰島素阻抗
Methionime
游離鈣離子
阻斷
一氧化氮
血管張力
ALA
亞麻油酸
ED
轉錄因子
血壓
ET1
TF
VCAM-1
ALA = Alpha Lipoic acid α 硫辛酸
DHLA = Dihydrolipoic acid 二氫硫辛酸
NAC = N Acetyl Cysteine N- 乙醯半胱胺酸
ED = Endothelial dysfunction 內皮細胞功能失調
ET1= Endothelin 內皮素 -1
TF = Tissue Factor 組織因子
VCAM-1=Vascular Cell Adhesion Molecule-I 血管細胞粘附分子 -1

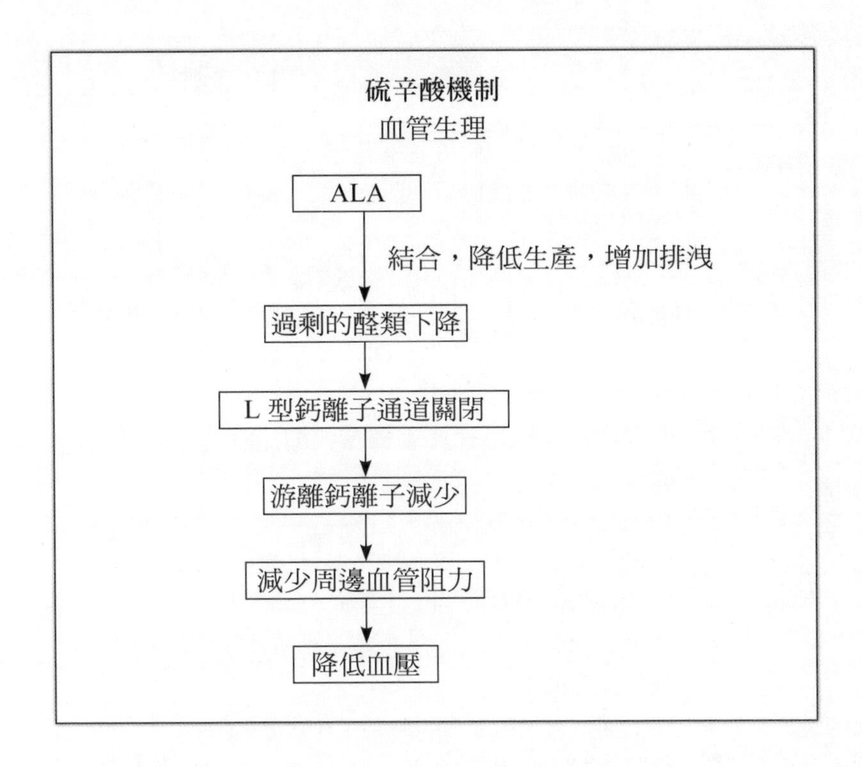

硫辛酸作用機制的詳細摘要，請見下表。穀胱甘肽在體內提供 90％的非蛋白質硫醇，不管是老鼠或人類的高血壓，穀胱甘肽都是被耗盡的情況。因此，藉由大量增加硫辛酸來減少醛類，關閉 L 型鈣離子通道，可以減少血管張力、全身血管阻力和血壓。[131-135]

α 硫辛酸（ALA）：作用機制

1、提高穀胱甘肽、半胱胺酸和維生素 C、E。[125,130]

2、結合內生性醛類，降低其生產，並增加其排泄。[125.128,129,130]

3、提供硫氫基（-SH），可降低細胞內游離鈣離子、全身血管阻力、血管張力，和血壓，還有令細胞膜鈣離子通道正常化。DHLA 是硫辛酸的氧化還原的合作夥伴。[125]

4、改善胰島素敏感性和葡萄糖代謝，降低最終糖化蛋白（AGEs），從而降低醛類。[125.128.129,131-135]

5、藉由增加亞硝基硫醇，如 S- 亞硝基半胱胺酸和 S 亞硝基穀胱甘肽，來增加一氧化氮的濃度、穩定性和作用的持續時間。[137]

6、減少細胞激素生成一氧化氮（如 iNOS：誘導型一氧化氮合酶）。[126.121.137]

7、抑制細胞質 NF- κ B 的釋放，及轉換至細胞核，防止降低控制基因的轉錄，還有內皮素 -1、組織因子，和 VCAM-1 的調節。[126,127]

8、透過 NO、AGEs、維生素 C 和 E、穀胱甘肽、半胱胺酸、內皮素、組織因子、VCAM-1，亞麻油酸，和肉荳蔻酸等的處置，可以改善內皮細胞功能失調。[125,126,128,129,131-135，137,138]

9、減少單核球結合到內皮（透過 VCAM-1）。[126,132]

10、提高亞麻油酸，並降低肉荳蔻酸。[130]

芹菜（西洋芹）

動物研究已經證實，使用芹菜油成分中的 3-N- 丁基苯酞[164,165]可以顯著降低血壓。

在 Sprague-Dawley 老鼠高血壓模型[165]中，有著和劑量的反應關係，收縮壓下降可達 24 毫米汞柱（14％）（p<0.05）。血漿中正腎上腺素、腎上腺素，和多巴胺的顯著下降，和劑量有高度相關。芹菜、芹菜萃取物，還有芹菜油都含有芹菜素，可以放鬆血管平滑肌、類 CCB 物質、抑制酪胺酸羥化酶，從而降低血漿兒茶酚胺，並降低全身血管阻力和血壓[165,166]。

每天攝取四束芹菜莖，三次 8 茶匙的芹菜汁或等量芹菜籽（一天兩次 1000 毫克），或芹菜油（每天三次 1 茶匙萃取物，酊劑形式），似乎為原發性高血壓患者提供相似的降壓作用[139,166,167,168]。一項中國對十六個高血壓患者的研究中，十四例的血壓有顯著降低[166,167,168]。芹菜還具有利尿作用，因此可以降低血壓。[166,167,168]此外，**芹菜已被用於治療鬱血性心臟衰竭、體液滯留、焦慮、失眠、痛風及糖尿病。**[166,167,168]

輔酶 Q10

輔酶 Q10（CoQ10）是一種強力的脂質抗氧化劑、自由基清除劑、輔因子、協助粒腺體生產，並可以氧化磷酸化，重新生成維生素 E、C 和 A，抑制氧化 LDL、細胞膜磷脂質、DNA、粒腺體蛋白質、脂質的氧化，降低總膽固醇和三酸甘油酯，升高 HDL-C，改善胰島素敏感性，降低禁食、隨機和餐後血糖，降低 SVR，降低血壓，並保護心肌缺血再灌流，所造成的傷害。[1,48,67,106-113,170]

輔酶 Q10 可以提高粒腺體的能量生產力，藉由改善舒張功能、左心室（LY）功能、左心室壁張力（LVWT）和 NYHA（紐約心臟協會）分類的鬱血性心臟衰竭（CHF）[48.170]等，加強心肌灌輸功能。輔酶 Q10 的製造，會隨著年齡增加而降低，尤其有氧化壓力疾病，例如高血壓、冠心症、高血脂、糖尿病、動脈粥狀硬化性疾病的患者，還有進行有氧訓練、全靜脈營養（TPN）、甲狀腺機能亢進，及服用史他汀類藥物的患者[48.106.111]。

一篇實驗指出，五十九位原發性高血壓患者中，有 39％缺乏輔酶 Q10，而有得到控制的患者，只有 6％缺乏輔酶 Q10（p <0.01）。**輔酶 Q10 的缺乏，和高血壓具有高度關聯性**。大部分食物中含有少量輔酶 Q10，主要是肉類和海產。對多數人而言，要維持輔酶 Q10 的正常水平，補充品是必要的。

許多 SHR 動物研究中，單側腎臟切除的老鼠，使用鹽水或去氧可體松處理，還有實驗誘導的高血壓犬隻，已證明每天口服輔酶 Q10 達 60 毫克以上的劑量，對於降血壓有顯著效果。[115-118]

人類研究也證明，高血壓患者如果每天服用 100~250 毫克輔酶 Q10[71.106.108.109.113.170]，血壓顯著降低。Digiesi 等人 106 研究二十六位高血壓患者，平均血壓 164.5 /98.1 毫米汞柱，給予口服輔酶 Q10 為期十週，收縮壓從 164.5 毫米汞柱，降到 146.7 毫米汞柱，降低 11％（p <0.001），舒張壓從 98.1 毫米汞柱，降到 86.1 毫米汞柱，減少 12％（p <0.001）。

而輔酶 Q10 的血清濃度，則增加 0.97 微克 / 毫升（p <0.02），這表示**血壓降低與輔酶 Q10 的濃度有高度相關性**，此外二十四小時血壓監測顯示，收縮壓和舒張壓分別有 18 毫米汞柱和 10 毫米汞柱的顯著降低（p <0.001），TC 下降 10 毫克％（p <0.005），HDL 上升 2 毫克％（p <0.01），SVR 下降 29％（p <0.02），但血漿腎素活性（PRA）、血清鉀離子、血清鈉離子、尿液鉀、鈉離子，或醛固酮則無顯著變化，血漿內皮素、心電圖也沒有顯著差異。

Langsjoen 等人[170]針對 109 名有服藥的高血壓患者，每天給予 225 毫克輔酶 Q10 為期四個月，顯示平均收縮壓從 159 降到 147 毫米汞柱，降低 12 毫米汞柱（p <0.001），平均舒張壓從 94 毫米汞柱，降至 85 毫米汞柱，降低 9 毫米汞柱（p

<0.001）。血清輔酶 Q10 濃度，調整到平均 3.02 微克 / 毫升，但是所有受試者的治療水平都在 2.0 微克 / 毫升以上。輔酶 Q10 的劑量，從每天 75~360 毫克不等，在 LY 收縮功能、LVWT、左心室肥大，和 NYHA 分級，都有顯著改善（p <0.001），推論是神經激素對血清兒茶酚胺降低的二度介導反應，使血壓下降，此外改善生物能量學，也能改善腎上腺皮質功能和血管內皮功能[119]。

大約 51％受試者能在平均 4.4 個月，停用一至三種降壓藥（37％停用一種、11％停用兩種、4％停用三種），而且無副作用。按藥物使用類別，16.7％減少洋地黃，40％減少利尿劑，59％減少 β 受體阻斷劑，還有 27.5％減少鈣離子阻斷劑，31.7％減少血管張力素轉換酶抑制劑，35％減少其他降壓藥。[170]

Yamagami 等人[120]檢視二十九名缺乏輔酶 Q10 的原發性高血壓患者，發現每天給予口服 1~2 毫克 / 千克輔酶 Q10，其血壓顯著改善。Tsuyusaki 等人[121]研究發現，每天在 β- 受體阻斷劑加入 30 毫克輔酶 Q10，降血壓的同時，也減少影響肌肉張力的副作用。Richardson 等人[122]給予十六名原發性高血壓患者，每天 60 毫克輔酶 Q10 為期十二週，收縮壓和舒張壓顯著降低，而且心輸出量維持正常。

Hamada 等人[123]以每天 60 毫克輔酶 Q10，治療十二名高血壓患者，為期四週，並沒有看到血壓顯著變化，但 β 受體阻斷劑影響肌肉收縮的副作用降低，而且患者的不適和疲勞也有所改善。

Yamagami 等人[119]則是針對二十名輔酶 Q10 濃度低下（低於 0.9 微克 / 毫升）的原發性高血壓患者，給予每天 100 毫克安慰劑，與輔酶 Q10 為期十二週，輔酶 Q10 組在八至十二週時，收縮壓有顯著下降。Montaldo 等人[124]針對十五名高血壓患者，每天給予 100 毫克輔酶 Q10 為期十二週，指出不管休息和運動血壓都顯著下降，且中風指數顯著改善。

1992 年，Digiesi 等人[113]評估十名原發性高血壓患者，給予每天兩次 50 毫克口服輔酶 Q10，為期十週，收縮壓從 161.5±5.1

毫米汞柱，下降至 142.2 ± 5.3 毫米汞柱（$p<0.001$）；舒張壓從 98.5 ± 1.7 毫米汞柱，下降至 83.1 ± 2.0 毫米汞柱（$p<0.001$）。血漿輔酶 Q10 濃度，從 0.69 ± 0.1 微克 / 毫升，增加到 1.95 ± 0.3 微克 / 毫升（$p<0.02$），且 TC 從 227 ± 24 毫克 %，降低至 203.7 ± 20.6 毫克%（$p<0.01$）；血清 HDL 膽固醇從 42 ± 3.0 毫克%，增加至 45.9 ± 3.0 毫克%（$p<0.01$）。

血漿腎素活性 PRA、尿液鉀、鈉離子和醛固酮，沒有變化，SVR 顯著下降，並與血壓降低有直接相關性。

1990 年，Digiesi 等人[109] 檢視十八名原發性高血壓患者，停用所有降壓藥，只以輔酶 Q10 與安慰劑治療十週，每天口服 100 毫克，兩週空窗期。相比於安慰劑組，輔酶組收縮壓從 166 ± 2.6 毫米汞柱，降至 156 ± 2.25 毫米汞柱，顯著減少；舒張壓從 102.9 ± 1.2 毫米汞柱，降至 95.2 ± 1.04 毫米汞柱，兩者顯著差異都是 $p<0.001$。安慰劑組中的血壓，沒有顯著減少，輔酶 Q10 的降壓作用，在治療的第三和第四週持續觀察，發現整個治療期間，及停用之後七至十天並無改變，後續無副作用。

最近，Singh 等人[108] 檢視三十名治療中的冠心症高血壓患者，給予每天兩次 60 毫克輔酶 Q10 治療為期八週，與維生素 B 群組對比。

輔酶 Q10 組的收縮壓從 168 ± 9.6 毫米汞柱，降到 152 ± 8.2 毫米汞柱（減少 16 毫米汞柱，$p<0.05$），而舒張壓從 106 ± 4.6 毫米汞柱，降至 97 ± 4.1 毫米汞柱（減少 9 毫米汞柱，$p<0.05$）。另外，心搏率從每分鐘 112 ± 7.8，降至 85 ± 4.8（$p<0.05$），空腹兩小時的胰島素分別下降 45 % 和 35 %（$p<0.05$），空腹血糖下降 33%（$p<0.05$）。血清三酸甘油脂降了 10%，而 HDL 膽固醇則顯著增加（$p<0.05$），脂質過氧化物降低（$p<0.0 5$），丙二醛下降（$p<0.05$），雜環類共軛物降低（$p<0.05$）。

血清維生素 A、C、E 和 β - 胡蘿蔔素濃度均升高，唯一有顯著增加的是維生素 C 和 β - 胡蘿蔔素（$p<0.05$）。

輔酶 Q10 的作用機制，包括減少 SVR，減少細胞膜磷脂質的降解，降低細胞膜磷脂酶 A2 的活性、膜穩定活性，降低兒茶酚胺和醛固酮濃度，改善胰島素敏感性，降低氧化 LDL，對內皮和血管平滑肌（VSM）具有抗氧化作用，增加 NO，減少 VSM 肥大、血管擴張，降低內皮功能失調，提高粒腺體能量生產，而不會使血管缺血。[108,109,113,170]

綜上所述，輔酶 Q10 在原發性高血壓患者的降壓作用，顯著而一致。從體外、動物和人體臨床試驗，得到以下主要結論：

1、相對於血壓正常的患者，原發性高血壓患者，血清中缺乏輔酶 Q10 的機率很高。

2、每天輔酶 Q10 的劑量，從 120~225 毫克都可以，必須要到 2μg/ml 以上才具有療效，取決於服用法和伴隨攝食的脂肪，通常是每天每公斤輔酶 Q10 要攝取 1~2 毫克。最佳生物利用率的輔酶 Q10 補充品，是 Q-GEL（Tishcon 公司，紐約韋斯特伯里），這種特殊的服用系統有更好地吸收率，和較低的口服劑量。

3、患者的血清輔酶 Q10 濃度越低，對補充品的反應可能越佳。

4、基於研究報告，平均降低血壓約 15/10 毫米汞柱。

5、降壓效果需要時間來達到高峰值，通常約四週，然後血壓保持穩定，停用輔酶 Q10 後兩週內，降血壓的作用會消失。

6、約 50% 患者可能可以停用一至三種降壓藥，總劑量和給藥頻率都可以降低。

7、即使高劑量的輔酶 Q10，也沒有急慢性的不良影響。

其它針對心血管風險因素的益處，包括改善血清血脂和降低葡萄糖碳水化合物代謝，還有改善胰島素敏感性、降低氧化壓力，降低心搏率、改善左心室功能和氧氣輸送，以及降低兒茶酚胺濃度。

大蒜

良好的臨床試驗中，使用正確劑量和劑型的大蒜，已顯示對於高血壓患者降血壓效果的一致性[1,10,20]，不過，並非所有的大蒜劑型都有相等的降壓效果[21,22]。此外，大蒜的品種（馴化[21,22]或野生[21-31]）和年齡（新鮮[7]或老的[1,11,12]）也會造成變數。

Mohamadi 等[22]發現野生大蒜對老鼠有最大的降壓作用，可能是透過降低 A-II 的濃度，增加一氧化氮，還有藉由較高的大蒜素和其它化合物來降低 ROS（活性氧分子）。對於大蒜透過 RAAS（即為腎素 - 血管張力素 - 醛固酮系統）和一氧化氮系統的降壓和劑量有一致的相關性。

大蒜素，是一種大蒜的活性成分，可以降低血壓、胰島素和三酸甘油酯，效果等同 Elkayam 等人[32]使用 enalapril（一種 ACE 抑制劑）對於 Sprague-Dawley 老鼠的研究。

要達到顯著降壓的效果[1,11,12]，每日大蒜素約需 10,000 微克，大約四瓣大蒜（4 克），可以平均降低收縮壓 5~8 毫米汞柱。[33]

大蒜含有降壓作用的活性化合物非常多，包括 γ 麩胺酸肽（天然 ACEI）[23,31]、黃酮類化合物（天然 ACEI）[23,31]、鎂（血管擴張劑和天然 CCB）[21,23]、大蒜稀[7,21,23]、磷[21,23]、腺苷[25-29]、大蒜素[7,22]，和硫化合物 7。大蒜的降壓機制可見表二，可以是一個自然的 ACEI 和 CCB，增加 BK 和 NO 誘導的血管舒張，降低 SVR 和血壓，改善主動脈血管順應性。

目前大約已完成三十個高血壓臨床試驗，有二十三個與安慰劑控制實驗有關的結果報告，四個沒有用安慰劑控制組，三個沒有結果報告[33]，這些試驗研究以血壓作為主要觀察結果，其中七件排除伴隨的降壓藥物。和安慰劑相比，有三件的舒張壓顯著降低 2~7%，有一件收縮壓顯著降低 3%。

其他大蒜治療的試驗報告中，受試者血壓降低（組內比較）。許多研究都沒有提供大量的血壓數據，或是沒有關於血壓降低的先行假設。

大蒜：作用機制

- ACEI（γ麩醯胺酸肽，黃酮類化合物）[21-24,30.31]
- 增加一氧化氮[14,22]
- 降低NE（正腎上腺素）的敏感性[14,22]
- 增加腺苷[14,22,25-29]
- 舒張血管，降低SVR [7,22]
- 抑制AA代謝產物（TXA2）[7,22]
- 減少主動脈硬[7]
- 鎂（自然CCB血管擴張劑）[21,23]
- 降低ROS [22]

茄紅素（類胡蘿蔔素）

茄紅素是番茄和番茄製品、番石榴、葡萄柚、西瓜、杏子和木瓜中，非維生素原-A的類胡蘿蔔素，具有高度抗氧化作用[103]。

近代研究指出，茄紅素可以顯著降血壓、血脂和氧化壓力標記[104,105]。Paran等人[105]檢視三十位年齡四十至六十五歲的一期高血壓患者，沒有服用降血壓和降血脂藥物，給予八週茄紅素萃取物的治療，收縮壓從144降到135毫米汞柱（減少9毫米汞柱，$p < 0.01$），舒張壓從91降到84毫米汞柱（減少7毫米汞柱，$p < 0.01$）。有個類似研究，針對三十五名一期高血壓患者，收縮壓的結果一樣[104]。這兩項研究中，在血清同半胱胺酸沒有變化的情況下，血脂濃度顯著改善。

牛磺酸

牛磺酸被認為是一種有條件的必需胺基酸，通常不參與蛋白質合成，而是游離或是簡單的胜肽，在大腦、視網膜和心肌中濃度最高[140,141]。

心肌細胞的游離牛磺酸約 50%，具有調節滲透壓和增強收縮因子的作用，並且已經被用於治療高血壓[142]、高膽固醇、心律失調、動脈粥狀硬化、鬱血性心臟衰竭，和其他心血管疾病。[140,141,143,144]

動物研究已指出，有顯著降低血壓與一致性[145,155]。牛磺酸在老鼠試驗中可透過減少乙醛和改變細胞膜陽離子，來抑制酒精引起的高血壓[145]。SHR 高鈉模式中，牛磺酸可以減少蛋白尿，並降低血壓達 20~25%[151]，且減少左心室肥大、泌尿腎上腺素和多巴胺[146,155]。在 DOCA-salt 大鼠模式中，交感神經系統（SNS）活性因鎮定劑[147,149]造成血管減壓反應而降低，進而降低血壓[150,153]。牛磺酸可增加腎臟激肽釋放素（kallikrein）[154]，且具有抗動脈粥狀硬化的效果。[152]

人類研究指出，原發性高血壓患者的尿中，牛磺酸和其他含硫胺基酸濃度都降低[156,157]。牛磺酸可降低血壓[142-144,157-159]和心搏率[144]、減少心律失調、心衰症狀[144]，和 SNS 的活性[142,144]，增加尿鈉[160]，並減少 PRA、醛固酮[160]、血漿正腎上腺素[159]，和血中與尿中的腎上腺素濃度[142,161]。

這種利尿作用，可見於正常人和高血壓、有腹水的肝硬化患者中[158-161]。二十二名正常血壓的健康男性，每天給予 6 克牛磺酸為期三週，可以降低 SNS 活動、尿液腎上腺素、TC 和 LDL，但增加 TG，而血壓和 BMI 沒有顯著變化[161]。

另一項研究顯示，三十一名原發性高血壓的日裔男性進行一個十週的運動計畫，結果牛磺酸含量增加 26%，半胱胺酸含量增加 287%，血壓降低 14.8/6.6 毫米汞柱，這結果和牛磺酸的升高，以及血漿正腎上腺素的減少成正比 159。Fujita 等人[142]給予十九個高血壓患者 6g 牛磺酸七天，降低血壓 9/ 4.1 毫米汞柱（$p < 0.05$）。

牛磺酸發揮其心血管及降壓作用的機制，包括利尿[141,160]和排除尿鈉[160]、擴張血管[141]、增加心房利鈉因子（ANF）[141]、減少同半胱胺酸[140]、改善血糖和胰島素的敏感性[156]、增加鈉的空間[148]、降低 SNS 活性，以及鎮定劑血管減壓反應[150,153]、增加腎臟激肽釋放素[154]、降低 PRA 和醛固酮[160]，還有甘胺酸調控中樞神經系統反應，降低血壓和心搏率。[171]

如果同時使用 enalapril 以及牛磺酸，可以提供對血壓、左心室肥大、心律失調[162,163]和血小板聚集[163]的正向加乘效果。牛磺酸的推薦劑量是每天 2~3 克，沒有不良反應，但要明顯降壓，可能需要更高的劑量。[142]

維生素 B_6（吡哆醇）

老鼠[9,85-89]和人類[85,90-96]的高血壓與血中維生素 B_6 低濃度有關。

維生素 B_6 是一種容易代謝和排泄的水溶性維生素[97]，有六種不同形式的 B_6 存在，其中磷酸吡哆醛（PLP）是最主要和最有效的活性形式，為肝臟快速氧化所生產的物質，透過兩個酵素：吡哆醛磷酸氧化酶和吡哆醛激酶，需要鋅和鎂催化進行。[97,98]

眾多 PLP 相關酵素涉及不同的代謝途徑，包括碳水化合物的代謝，神經鞘脂類的生物合成和降解、胺基酸代謝、血紅素合成，以及荷爾蒙和神經傳導物質的合成，如類固醇激素、甲狀腺激素、γ-胺基丁酸（GABA）、組織胺、正腎上腺素（NE）和血清素[96,97]。維生素 B_6 與犬尿胺酸脢（kynureninase）、胱硫醚合成酶（cystathionine synthetase）、胱硫醚酶（cystathionase）偕同參與神經傳導物質和荷爾蒙的合成，以及胺基酸的反應，其中細胞膜 L- 型鈣離子通道，佔大部分的降壓影響[97,98]。維生素 B_6（PLP）也參與同半胱胺酸代謝成半胱胺酸的轉硫途徑[97]。

在特定老鼠品種的動物研究中已經顯示，原本血中升高的 NE（正腎上腺素）、腎上腺素和血壓，還有 NE 增加的心臟負擔，以及原本降低的中樞神經腦幹 NE、GABA 和血清素含量，當投以足量的 B_6 後就完全逆轉[98]。給予缺乏 B_6 的老鼠（B_6DHT）10mg/kg 的吡哆素，在二十四小時內，血壓從[143]毫米汞柱降至

119 毫米汞柱（$p<0.05$）[98]。這些 B_6DHT 老鼠顯示出，PLP 可以增強血管膜和 CCB 的結合，代表 PLP 可以校正細胞膜異常，而且是與 DHP- 敏感（二氫吡啶敏感 dihydropyridine-sensitive）的鈣離子通道有關的內源性調節劑[87,99]。

老鼠實驗中，低血鈣和低 B_6 濃度會使老鼠血壓升高，而補充這兩者也都會降低血壓[9]。對所有老鼠實驗，維生素 B_6 加上色胺酸的降壓效果超過單一處方，這可能與腦幹血清素和犬尿酸的影響有關[86]。B_6 和 DHP-CCBs 的結構有相似性，而 CCBs 對缺乏 B_6 的老鼠最有效[85]。

給予高血壓前期、肥胖、Zucker 大鼠、蔗糖誘發高血壓，還有 SHR 老鼠補充維生素 B_6 飲食，可以藉由增加從蛋胺酸合成半胱胺酸，進而降低血壓[100,101,102]。半胱胺酸直接作用在醛類上中和其作用。醛類結合膜蛋白上的硫氫基，並改變鈣離子通道（L 型），從而增加細胞內的游離鈣，導致 VSM 收縮和血壓升高[102]。醛類也引發高血糖和胰島素阻抗[102]。半胱胺酸也是穀胱甘肽的前驅物，穀胱甘肽也會中和醛類，而且更進一步改善血壓和葡萄糖代謝[102]。因此，維生素 B_6 既降低運送鈣進入細胞內（細胞內 Ca ++），也降低細胞內肌漿質網釋放鈣。

Aybak 等人[96]的**人體研究證明，高劑量的維生素 B_6 可以顯著降壓**。這項研究比較九名正常血壓民眾，和二十名高血壓患者，這些人的血壓、血漿 NE 和 HR 都比正常民眾高很多。受試者接受每天每公斤 5 毫克維生素 B_6，連續四週。收縮壓從 167 ± 13 毫米汞柱，降至 153 ± 5 毫米汞柱，減少 8.4 %（$p<0.01$）；舒張壓從 108 ± 8.2 毫米汞柱，降至 98 ± 8.8 毫米汞柱，降低 9.3%（$p<0.005$）。血漿 NE 從 1.80 ± 0.21 nmol/L，降到 1.48 ± 0.32 nmol/L 的（減少 18%，$p<0.005$）；血漿腎上腺素從 330 ± 64 pmol/L，降到 276 ± 67pmol/L（減少 16%，$p<0.05$）。心搏率則沒有顯著變化。

缺乏維生素 B_6 的動物和人類的高血壓機制，包括：[9798]

1、耗盡中樞神經系統，和腦幹的神經傳遞物質，例如

NE、血清素和 GABA，這導致交感神經反應氾濫。

2、增加周邊神經系統活動。

3、增加血管平滑肌細胞的鈣吸收，以及細胞內的鈣釋放。

4、增加終端器官對糖皮質激素和鹽皮質激素（醛固酮）的反應。

5、增加醛類的水平。

6、胰島素阻抗。

總之，維生素 B_6 的作用，有如中樞 α 促進劑（如可樂定）、鈣離子阻斷劑（如 DHP-CCB）和利尿劑的多種抗血壓藥的作用組合。最後，胰島素敏感和碳水化合物代謝的改變，可能降低某些特定組群的高血壓，比如說有胰島素阻抗的代謝症候群高血壓患者。長期每天攝取 200 毫克維生素 B_6 是安全的，沒有任何不良影響。即使劑量達每天 500 毫克，也可能是安全的[97]。

維生素 C

維生素C是一種有效的水溶性抗氧化劑，可以回收維生素E，改善血管內皮功能失調，並且利尿[10,34-38]（可參考本書第七十四頁編按）。

許多流行病學、觀測和臨床研究已經證實，**由飲食攝入的維生素 C 或血漿抗壞血酸的濃度，對人體而言，與血壓和心搏率呈現負相關**。在 SHR 老鼠研究中，給予維生素 C 在血壓上呈現相當一致的降壓效果[57]。長期流行病學和追蹤的研究還顯示，**增加維生素 C 的攝入量，腦血管疾病 CVD 和冠心症 CHD 的風險降低**。[47,49,58]「不過，控制介入試驗在維生素 C 的服用法和血壓之間的關係，則不太一致。」[3.42,49-52,60]

這些不同結果的原因很多，包括缺乏對照組、無基礎血壓、研究個案少、測試時間短、維生素 C 劑量不定、人口和研究族群的變數、發病前的維生素 C 狀態，或一般維生素或抗氧化劑狀態不明、伴隨未知的維生素攝取，和未知的營養狀況、現有疾病、其他因素，例如沒有陳述或評價吸菸、飲酒、體重變化、纖維攝取等事項、沒有測定血漿抗壞血酸濃度、沒有 p 值和信賴區間，採用不同的血壓測量技巧（診所或辦公室、家裡、二十四小時 ABM）、未知的遺傳多樣性，或是統計上的偏差[3]。

1997 年，Ness 等人[3]在醫學資料庫（MEDLINE）發表關於高血壓和維生素 C 的系統性回顧和總結，認為如果維生素 C 對血壓有任何影響也是很小，然而在十八個供全球瀏覽的研究報告中，十四個中有十個表示：血漿抗壞血酸濃度升高和血壓降低有關，五個中有三個顯示：增加維生素 C 攝取時血壓下降[3]。在四個小型隨機臨床實驗規模為二十至五十七位受試者，一個實驗血壓顯著降低，一個則無顯著血壓降低，而另外兩個則無法得到結論。在兩個沒有控制因素的試驗中，其中有一個血壓顯著降低[3]。

1984 年，Koh 等人[54]研究二十三名高血壓婦女，血壓從 140~160/90~100 毫米汞柱，時間超過三個月。每天給予 1 克維生素 C，診所測量收縮壓降低 7 毫米汞柱（$0.05 < p < 0.10$），舒張壓降低 4 毫米汞柱（$0.05 < p < 0.10$）。1991 年，Ceriello 等人[2]對高血壓合併糖尿病患者以靜脈注射維生素 C，顯著降低血壓。

1991 年，Trout 等人[46]在一個隨機交叉實驗中，給予十二名高血壓患者 1 克口服維生素 C，為期六週。血漿抗壞血酸濃度增加 20 umol/L（$p < 0.001$），收縮壓下降 5 毫米汞柱（$p < 0.05$），舒張壓下降 1 毫米汞柱 ±2（NS）。

1999 年，Duffy 等人[42]在對三十九名高血壓患者，舒張壓介於 90~110 毫米汞柱之間，進行四週安慰劑對照組究，每天給與維生素 C，初始劑量由 500 毫克開始直到 2000 毫克，收縮壓降低 11 毫米汞柱（$p = 0.03$），舒張壓降低 6 毫米汞柱（$p = 0.24$），且平均動脈壓（MAP）降低 10 毫米汞柱（$p < 0.02$）。血漿抗壞血酸在第四週增加至 49 umol/L（$p < 0.001$），這顯示 MAP 和血漿抗壞血酸濃度呈現負相關（$p < 0.03$）。環磷酸鳥苷（CGMP）、尿液 6- 酮基前列腺素 F1 α（6-Keto-PGF1 α），或尿液 8- 異構

前列腺素 F2 α（8-Epi PGF2 α）等沒有改變。

2000 年，Fotherby 等人[53]針對四十名正常到輕微高血壓的民眾，進行六個月雙盲隨機安慰劑控制交叉試驗，受試者年齡六十至八十歲（平均年齡 72±4 歲），攝取 250 毫克維生素 C，每天兩次為期三個月，然後一週的空窗期後交換。血漿抗壞血酸提高到 35 umol/L（$p < 0.001$），但臨床血壓並沒有顯著變化，然而二十四小時血壓監測則顯示：收縮壓降低 2.0±5.2 毫米汞柱（$p < 0.05$），但舒張壓沒有顯著變化。

不過呢，**血壓越高，對維生素 C 的反應越好**。因此，當正常血壓或臨界高血壓對象被排除在外時，血壓的降低就更為顯著。婦女 HDL-C 可見到顯著增加（$p < 0.007$），但是男性則沒有。LDL-C 則是任何一組都沒有變化。此篇的研究結論是從二十四小時監測來看，維生素 C 主要是降低白天收縮壓，但對正常血壓者無影響。對高血壓患者，收縮壓降低 3.7 毫米汞柱 ±4.2 毫米汞柱（$p < 0.05$），舒張壓則降低 1.2 毫米汞柱 ±3.7 毫米汞柱（NS）。

2001 年，Block 等人[61]在維生素 C 的耗盡補充實驗中，證明**血漿抗壞血酸濃度和收縮壓舒張壓呈現顯著負相關**，為期十七週的實驗中，六十八位年齡三十九至五十九歲血壓正常的成人，平均舒張壓 73.4 毫米汞柱，平均收縮壓 122.2 毫米汞柱，每天兩次進行實驗，先消耗 9 毫克維生素 C，再隨後補充 117 毫克維生素 C。研究過程中，排除所有變因，包括吸菸、運動、飲酒、體重變化和其他營養的攝取。血漿抗壞血酸和舒張壓呈負相關（$p < 0.0001$，相關係數 -0.48），和收縮壓成邏輯回歸。全組中，血漿抗壞血酸最低的 1/4 患者，其舒張壓比起前 1/4 的患者高出 7 毫米汞柱。舒張壓方差的四分之一，是單獨由血漿抗壞血酸計算。檢視其它的血漿營養素，只有五週的抗壞血酸水平和舒張壓顯著成反比（$p < 0.0001$，$r = -0.48$）。

第五週血漿抗壞血酸水平增加，會和第九週舒張壓降低 2.4 毫米汞柱有關。

Hajjar 等人[62]檢視三十一名一期高血壓的受試者，進行連續四週的雙盲隨機安慰劑試驗，以三個不同劑量的維生素 C，每天分別給予 500 毫克、1,000 毫克、2,000 毫克維生素 C，為期八個月。受試者平均年齡 62（±2）歲，52%為男性，90%白人有良好順應性的人為 48±2%。收縮壓顯著降低 4.5±1.8 毫米汞柱（$p<0.05$），舒張壓則是一個月下降 2.8±1.2 毫米汞柱（$p<0.05$），在研究期間內仍繼續維持，證實無劑量效應。維生素 C 組有比較低，但是血壓下降並不顯著。三組之間的血壓反應沒有差異（$p = 0.48$），而且不管是從基準線或是組之間來比較，血清脂質濃度都無顯著變化，雖然維生素 C 組總體來說，脂質有改善的趨勢：TC（$p= 0.75$），TG（$p= 0.87$），HDL（$p= 0.32$），或 LDL（$p= 0.52$）。

Ness 等人[40]以橫斷式研究檢視年齡四十五至七十四歲的受試者，發現血漿抗壞血酸每多出 50umol/L，血壓就降低 3.6/2.6 毫米汞柱。Bates 等人[39]在一項類似的橫斷式研究中，檢視 914 名超過六十五歲的老年患者，顯示血漿抗壞血酸每多出 50 umol/L，收縮壓就降低 7 毫米汞柱。在大部分流行病學的研究中，血漿抗壞血酸濃度和飲食攝入與血壓之間，有明顯的反比關係，血漿抗壞血酸每多出 50umol/L，收縮壓降低 3.6~17.8 毫米汞柱[3,39,40,44-48]。

一個前瞻性雙盲安慰劑控制實驗的 ADMIT 研究（動脈疾病多重干預試驗），事後檢定分析中[60]，363 位有周邊動脈疾病的患者，給與每天 1,000 毫克維生素 C、800 IU 維生素 E 和 24 毫克的 β - 胡蘿蔔素治療，正常人和高血壓患者的血壓變化並無差別（$n = 177$）。但是在其他研究則顯示：抗氧化劑和維生素的協同作用有降血壓、增加 NO、PGE[1,6,8,63] 和 PGI^2 的濃度[5,53,64,65]，以及減少 TXA2 濃度的作用。Miller 等人在 297 名老年患者的研究則顯示，給予維生素 C、E 和 β - 胡蘿蔔素與安慰劑組治療組並無差異，不過其中 87%的受試者試驗期間，被允許服用自己的綜合維生素。

維生素 C 對血壓的機制

- 減少 ED、提高 EDVD，降低 BP 和 HBP、HLP、CHD 與吸菸者的 SVR[4,10,34-38,40,41,43,53,56,67,68]
- 利尿[10]
- 增加一氧化氮和 PGI2[46,53,69,70]
- 降低腎上腺類固醇[53]
- 改善交感神經平衡[53,173]
- 降低細胞內游離鈣離子[45]
- 抗氧化劑[10,45]
- 回收維生素 E、穀胱甘肽、尿酸[10,45]
- 減少神經內分泌胜肽[53,69,70]
- 減少血栓形成[45,53]TxA2[70]
- 降低血脂（↓ TC，↓ LDL，↓ TG，↑ HDL）[153,174,175]
- 減少白三烯[45,46]
- 提高主動脈膠原蛋白、彈性和主動脈順應性[61,176]
- 提高 cGMP，激活 VSM 鉀離子通道[56]

維生素 C 改善高血壓患者及高脂血症患者[35]的內皮[10,36]，並降低血壓，其表現與高劑量相關[10,34]。高血壓患者的內皮改善，主要在動脈導管、心外膜冠狀動脈，和前臂阻力動脈[4,35,67,68]。**維生素 C 可恢復鬱血性心臟衰竭（CHF）患者對 NO 調控依賴的血管舒張功能**[68]。高血壓患者呼氣的 NO 比健康人濃度低[43]。隨著維生素 C 的介入，呼出的一氧化氮也跟著增加，且與血壓降低有相關性，特別是收縮壓[43]。急性口服或靜脈注射的維生素 C 可以逆轉內皮功能失調，並使冠心症患者[37]及吸菸者[38]的急性血管擴張。

許多維生素 C 在高血壓和其他心血管疾病的機制，可參見表三。Grossman 等人[56] 最近提出，抗壞血酸調節可溶性鳥苷酸環化酶的氧化還原狀態，激活 cGMP 依賴性鉀離子通道，會將 VSMC 誘導的血管擴張反應過極化。

維生素 C：結論

1、在流行病學、觀察、橫斷式研究，及前瞻控制臨床試驗中，血壓與人類和動物攝取維生素 C 和血漿抗壞血酸濃度呈反比。

2、血壓降低值和高劑量血漿抗壞血酸濃度，有劑量關係：

A）在耗盡補充實驗中，血漿抗壞血酸濃度的每四分位，舒張壓下降約 2.4 毫米汞柱。

B）血漿抗壞血酸濃度每增加 50μmol/L，收縮壓下降 3.6~17.8 毫米汞柱。

C）血壓與組織抗壞血酸濃度呈現負相關。

D）需要劑量為每天 100~1000 毫克。

3、收縮壓降低比例比舒張壓高，但兩者都降低。二十四小時血壓監控顯示，主要是白天收縮壓與心搏率降低。診所血壓顯示，收縮壓和舒張壓都降低。

4、初始血壓越高，血壓降越多。

5、對於高血壓、正常血壓、高血脂、糖尿病患者，或是多種疾病患者，血壓都可降低。

6、改善 HBP、HLP、PAD、DM、CHO、CHF、吸菸者的內皮，並且動脈導管、心外膜冠狀動脈和前臂動脈阻力血管，也有所改善。

維生素 E

目前已有許多維生素 E 和血壓相關性的體外實驗[69]，以及廣泛的動物實驗（SHR）72~77，但是人體的研究報告則不多[78,79]。α - 生育酚部分透過蛋白激酶 C（PKC）抑制離子，來抑制凝血酶誘導內皮素的分泌[80]。降低 PKC 濃度，可藉由抑制活化蛋白 - I（AP-I）和核因子活化 B 細胞（NF- κ B），而減少血管平滑肌（VSM）的增生。這可改善內皮細胞功能失調，降低 SVR 並降低血壓。

Newaz 等[72]給予 SHR 老鼠每公斤 15 毫克 γ - 三烯生育醇，發現血漿與血管壁中的脂質過氧化物顯著降低，且超氧化物歧化酶（SOD）的活性增加、總抗氧化狀態（TAS）增加，並且血壓下降（$p<0.001$）。一項類似研究中，Newaz 等人[73]給予 SHR 和 WKY 老鼠每公斤 34 毫克 α - 生育酚，血漿與血管壁的脂質過氧化物濃度減少、血漿 SOD 活性增加、TAS 增加、血壓下降（$p<0.001$）。後續的劑量 - 反應研究中[74]，Newaz 分別給予 SHR 老鼠 α - 生育酚每公斤 17 毫克、每公斤 34 毫克、每公斤 170 毫克的劑量，一氧化氮合酶（NOS）僅在每公斤 34 毫克的劑量時，才顯著增加（$p<0.01$），血壓降幅最大在每公斤 34 毫克 的劑量（$p<0.001$）。

其他的動物研究，同樣顯示給予中風及高血壓 SHR 老鼠使用 α 生育酚的益處[75]，及 SHR 和 WKY 老鼠上細胞膜流動性和血壓的益處[76]；使用 α 生育酚與三烯生育醇混合物，對前列環素的生產、血脂、血壓的益處[7]。

一項每天服用 400~1,000 IU 維生素 E 的人體研究，雖然效果有限，但是已經表現改善胰島素敏感性[78]、降低血糖[8]、抑制 TxA270、增加血清穀胱甘肽濃度[78]、增加細胞內鎂離子[78]、改善動脈順應性（37~44%）（與動脈壓獨立）[81]，減少內皮細胞功能失調和血管阻力，降低氧化的 LDL[82]，然而在高血壓患者的降壓效果不一致，僅限於小群組，原因未明。

Barbagallo 等人[78]在雙盲隨機安慰劑對照試驗中，連續四週給予二十四名高血壓患者，每天 600 IU 維生素 E，治療組和安慰劑組的血壓都顯著下降（收縮壓 $p < 0.001$，舒張壓 $p < 0.005$），兩組每天都接受 25 毫克的 furosemide（一種利尿劑）。維生素 E 對血壓的影響，在此研究中無法詮釋。

Palumbo 等人[79]給予 142 名接受治療的高血壓患者，每天隨機服用 300IU 維生素 E，為期十二週的開放試驗。診所血壓收縮壓沒有變化，二十四小時血壓監測僅顯示：收縮壓有很小的下降，舒張壓則降低 1.6 毫米汞柱（95%信賴區間，-2.8~0.4 毫米汞柱，$p = 0.06$），然而維生素 E 組的起始平均血壓是 147/88 毫米汞柱，顯示藉由 JNC-VI 的標準血壓能控制得很好，晝夜平均 ABM 的變化並不顯著。

在降壓治療中，顯然制約了實際測量維生素 E 降壓作用的可能性。

Iino 等人[83]進行一個 dl-α-生育酚與菸鹼酸的雙盲安慰劑控制對照研究，觀察對於九十四名腦動脈粥狀硬化高血壓對象的影響，受試者接受 3,000 毫克實驗維生素為期四至六週。在高血壓組中，收縮壓從 151.0±22.1 毫米汞柱，下降至 139.2±16.8 毫米汞柱（$p < 0.05$），而舒張壓沒有改變。

如果維生素 E 具有抗高血壓作用，可能也很小，而且僅限於未治療的高血壓患者，或那些已知有血管疾病或有其他伴隨疾病的患者，例如糖尿病或高血脂[81,82,83]。

然而，維生素 E 確實透過很多機制，改善內皮細胞功能失調，進而改善血管健康，降低血管和與血壓相關標靶器官的損害[80,84]。和血壓正常者相比，高血壓患者的血漿及細胞內維生素 C 和 E 顯著較低，而且脂質過氧化也顯著較高[84]。

參考文獻

chapter 1 高血壓，一個無聲的未爆彈

1. "Why Should I Care?"American Heart Association http://www.americanheart.org/hbp/care.jsp. Viewes 7/9/02
2. Chobanian AV, et al. The Seventh Report of the Joint National Committee on Prevention, Detection, Evaluation, and Treatment of High Blood Pressure: The JNC 7 Report. JAMA2003; 289(19):2560-71.
3. Be careful when buying supplements. While there are many excellent brands that deliver exactly what they promise, there are others that do not. The key is to find independent certification that assures you're getting a high-quality product that contains everything it claims, is properly absorbed into your body, and is free of impurities, toxins, or side effects. Finding such certified products can be difficult without informed medical advice and supervision.

chapter 2 醫生，是什麼導致血壓飆高？

1. The vascular endothelium has endocrine, paracrine, autocrine and intracrine functions.

chapter3 營養素：有效降壓的多元方案

1. Addison W. Can Med Assoc J,18:281-285,1928.Cited in Modern Nutrition in health and Disease, Vol. 2, 8th ed. Shils M, Olson J, Shike M, eds. Lea & Febiger, 1994, p. 1290.
2. Modern Nutrition in health and Disease, vol. 2, 8th ed. Shils M, Olson J, Shike M eds. Lea & Febiger, 1994, p. 1290.
3. Modern Nutrition in Health and Disease, vol. 2, 8th ed. Shils M, Olson J, Shike M eds. Lea & Febiger, 1994, p. 1290.
4. Warner MG. Complementary and alternative therapies for hypertension. Complementary Health Practice Review. 2000;6:11-19.
5. WheltonPK,He].Potassiuminpreventingandtreatinghighbloodpressure. SeminNephrol. 199919:494-499.

6. Gu 0, He J, Xigui W, Duan X, Whelton PK. Effect of potassium supplementation on blood pressure in Chinese: a randomized, placebo-controlled trial. J Hypertense. 2001;19:1325-1331. Barri YM, Wingo CS. The effects of potassium depletion and supplementation on blood pressure:aclinical review. Am J Med Sci.19973:37-40.
7. Bucher HC, et al. Effect of dietary calcium supplementation on blood pressure. A meta-analysis of randomized controlled trials. JAMA. 1996;275:1016-1022. Griffith L, et al. The influence of dietary andnondietary calcium supplementation on blood pressure: an updated metaanalysis of randomized clinicaltrials. Am J Hyertens.1999;12:84-92. Birkett NJ. Comments on a meta-analysis of the relation between dietary calcium intake and blood pressure.Am J Epidemiol.1998;148:223-228.
8. Pfeifer M, et al. Effects of a short-term vitamin D(3) and calcium supplementation on blood pressure and parathyroid hormone levels in elderly women. J Clin Endocrinol Metab. 2001;86:1633-1637.
9. Weiss D. Cardiovascular disease: risk factors and fundamental nutrition. Int J Integrative Med. 2000;2:6-12.
10. Wittem an JCM, et al. Reduction of blood pressure with oral magnesium supplementation in women with mild to moderate hypertension.
J Clin Nutr. 1994;60:129-135.
11. Appel LJ. The role of diet in the prevention and treatment of hypertension. Curr Atheroscler Rep. 2000;2:521-528. Obarzanek E, et al. Dietary protein and blood pressure.JAMA.1996;274:1598-1603. Stamler J, et al.
Inverse relation of dietary protein markers. Findings for 10,020 men and women in the Intersalt study. Intersalt Cooperative Research Group. Interational study of salt and blood pressure. Circulation.1996; 94:1629-1634. He J, Welton PK. Effect of dietary fiber and protein intake on blood pressure: a review of epidemiologic evidence. Clin Exp Hypertens. 1999;21:785-796. Zhou B. The relationship of dietary animal protein and electrolytes to blood pressure. A study of three Chinese populations. Int. J Epidemiol. 1994;23:716-722.
12. Appel LJ. The role of diet in the prevention and treatment of hypertension. Curr Atheroscler Rep. 2002;2:521-528.

13. See, for example, Knapp HR, Fitzgerald GA. The antihypertensive effects of fish oil: a controlled study of polyunsatured fatty acid supplements in essential hypertension. New Engl J Med. 1989;320: 1037-1043: BonaaKH, et al. Effect of eicosapentaenoic acid and docosahexaenoic acid on blood pressure in hypertension: a population based intervention trial from the Tromso study. New Engl J Med. 1990;322:795-801 and Toft I, et al.
Effects of n-3 polyunsaturated fatty acids on glucose homeostasis and blood pressure in essential hypertension: a randomized, controlled trial. Ann Intern Med. 1995;123:911-918 Morris MC, et al. Does fish oil lower blood pressure? A meta-analysis of controlled trials. Circulation. 1993;88:523-533.

14. Kromhout D,et al.The inverse relation between fish consumption and 20-year mortality from coronary heart disease. N Engl J Med 1985; 312:1205-1209.

15. Knapp HR, Fitzgerald GA. The antihypertensive effects of fish oil: a controlled study of polyunsaturated fatty acid supplements in essential hypertension. N Engl J Med 1989;320:1037-1043. JANA 28.

16. Mori TA,et al. Dietary fish as a major component of a weight-loss diet: effect on serum lipid, glucose and insulin metabolism in overweight hypertensive subjects. Am J Clin Nutr. 1999;70:817-825. JANA 28.

17. Weiss D.Cardiovascular disease; risk factors and fundamental nutrition. Int J Integrative Med. 2000;2:6-12. JANA 28.

18. Morris M, Sacks F, Rosner B. Does fish oil lower blood pressure? A meta-analysis of controlled trials. Circulation. 1993;88:523-533.

19. Bao DQ, et al. Effects of dietary fish and weight reduction on ambulatory blood pressure in overweight hypertensives. Hypertension. 1998;32:710-717.

20. Ferrara L.A. et al. Olive oil and reduced need for antihypertensive medications. Arch Intern Med. 2000;160:837-842. JANA 29.

21. Strazzullo P, et al. Changing the Mediterranean diet: effects on blood pressure. J hypertens. 1986;4:407-412. JANA 29.

22. Ness AR, Chee D, Elliot P. Vitamin C and blood pressure-anoverview. J Hum Hypertens. 1997;11:343-350.

23. Koh Et. Effect of vitamin C on blood parameters of hypertensive subjects. J Okla State Med Assoc. 1984;77:177-182.
24. Trout DL. Vitamin C and cardiovascular risk factors. Am J Clin Nutr. 1991;53:322-325. JANA 31.
25. Duffy SJ, et al. Treatment of hypertension with ascorbic acid. Lancet 1999;354:2048-2049. JANA 31.
26. Fother by MD, et al. Effect of vitamin C on ambulatory blood pressure and plasma lipids in older persons. J Hypertens. 2000;18:411-415. JANA 31.
27. Mongthuong T, et al. Role of coenzyme Q_{10} in chronic heart failure, angina and hypertension. Pharmacotherapy 21(7):797-806, 2001.
28. Natural Medicines Comprehensive Database. 3rd ed. p. 303.
29. Langsjoen P, Willis R, Folkers K. Treatment of essential hypertension with coenzyme Q_{10}. Mol Aspects Med. 1994;15:5265-5272.
30. Asgary S, et al. Antihypertensive and anti-hyperlipidemic effect of Achillea wilelmsii. Drug Exp Clin Res. 2000;26:89-93. JANA 36.
31. Nijveldt RJ, et al. Flavonoids: a review of probable mechanisms of action and potential applications. Am J Clin Nutr. 2001;74:418-25
32. Keniston R, Enriquez JI Sr. Relationship between blood pressure and plasma vitamin B_6 levels in healthy middle-aged adults. Ann NY Acad Sci. 1990;585:499-501.
33. Aybak M, et al. Effect of oral pyridoxine hydrochloride supplementation on arterial blood pressure inpatients with essential hypertension. Arzneimittelforchung. 1995;45:1271-1273.
34. Singh RB, et al. Current zinc intake and risk of diabetes and coronary artery disease and factors associated with insulin resistance in rural and urban populations of North India. J Am Coll Nutr. 1998;17:564-570. JANA 25.
35. See, for example, DeBusk RM, Dietary supplements and cardiovascular disease.Curr Atheroscler Rep. 2000;2:508-514. Auer W, et al. Hypertension and hyperlipidaemia: garlic helps in mild cases. Br J Clin Pract. 1990;69:3-6. McMahon FG, gas R. Can garlic lower blood pressure? A pilot study. Pharmacotherapy. 1993;13:406-407. Lawson LD. Garlic: a review of its medical effects and indicated active compounds. In: Lawson LD, Bauer R, eds. phytomedicines of Europe: Chemistry and Biological Activity.Washington, DC: American Chemical

Society;1998:176-209. Silagy CA,Neil AW;A meta-analysis of the effect of garlic on blood pressure. J Hypertens. 1994;12:463-468.

36. Ackerman RT, et al. Garlic shows promise for improving some cardiovascular risk factors. Arch Intern Med. 2001;161:813-824.

37. Suetsuna K, Nakano T. Identification of an antihypertensive peptide from peptic digest of wakarne (Undaria pinnatifida). J Nutr Biochem. 2000;11:450-454.

38. Nakano T, et al. Hypotensive effects of wakame. J Jpn Soc Clin Nutr. 1998;20:92.

39. Krotkiewski M, et al. Effects of a sodium-potassium ion-exchanging seeweed preparation in mild hypertension. Am J hypertens. 1991;4:483-488.

40. Pereira MA, Pins JJ. Dietary fiber and cardiovascular disease: experimental and epidemiologic advances. Curr Atheroscler Rep. 2000; 2:494-502 Vuksan V, et al. Konjac-Mannan (Glucomannan) improves glycemia and other associated risk factors for coronary heart disease in type 2 diabetes. Diabetes Care. 1999;22:913-919. Kennan JM, et al. Oat ingestion reduces systolic and diastolic blood pressure among moderate hypertensives: a pilottrial. J Fam Pract. 2000. PinsJJ, et al. Whole grain cereals reduce antihypertensive medication need, blood lipid and plasma glucose levels. J Am Coll Nutr. 1999;18:529.Abstract.

41. Vuksan V, et al. Konjac-Mannan (Glucomannan) improves glycemia and other associated risk factors for coronary heart disease in type 2 diabetes. Diabetes Care. 1999;22:913-919. Kennan JM, et al. Oat ingestion reduces systolic and diastolic blood pressure among moderate hypertensives: a pilot trial. J Fam Pract. 2000.

42. Siani A, et al. Blood pressure and metabolic changes during dietary L-arginine supplementation in human, Am J Hypertens. 2000;13:547-551. Appel LJ, et al. A clinical trial of the effects of dietary patterns on blood pressure. N Engl J Med. 1997;336:1117-1124.

43. Siani A, et al. Blood pressure and metabolic changes during dietary L-arginine supplementation in humans. Am J Hypertens. 2000;13:547-551.

44. Fujita T, et al. Effects of increased adrenomedullary activity and taurine in young patients with borderline hypertension. Circulation. 1987;75:525-532.

45. Paran E, Englehard YN. Effect of lycopene, an oral natural antioxidant, on blood pressure. J Hypertens. 2001;19:574. Abstract P-1.204. Paran E, Englehard YN. Effect of tomato's lycopene on blood pressure, serum lipoproteins, plasma homocysteine and oxidative stress markers in grade Ihypertensive patients. Am J Hypertens. 2001;14:141A. Abstract P-333.

46. Paran E, Englehard YN. Effect of tomato's lycopene on blood pressure, serum lipoproteins, plasma homocysteine and oxidative stress markers in grade I hypertensive patients. Am J Hypertens. 2001;14:141A. Abstract P-333.

47. Singh RB, et al. Can guava fruit intake decrease blood pressure and blood lipids? J Hum Hypertens. 1993;7:33-38.

chapter 4 高血壓療癒十步驟

1. "How Can I Quit Smoking?"American Heart Association. http://216.185.122.5/presenter.jhtml?identifier=134.
Viewed July 18, 2002.

chapter 5 完美減壓計畫：得舒飲食（DASH Diet）

1. Appel LJ, Moore TJ, Obarzanek E, et al. A clinical trial of the effects of dietary patterns on blood pressure. N Engl J Med. 1997;336:1117-1124.

2. Resnick LM, et al.Factorsaffecting blood pressure responses to diet; the Vanguard Study. Am J Hypertens. 2000;13: 956-965.

3. See for example: The Trials of Hypertension Prevention Collaborative ResearchGroup.The effects of nonpharmacologic interventions on blood pressure of persons with high normal levels. JAMA.267:1213-1220. Sacks FM, Svetkey LP, Vollmer WM, Appel LJ, Bray GA, et al. Effects on blood pressure of reduced dietary sodium and the dietary approaches to stop hypertension (DASH) diet. N Engl J Med. 2001;344:3-10. McCarron DA, Oparil S, Chait A, et al. Nutritional management of cardiovascular risk factors: a randomized clinical trial. Arch InternMed.1997;157:169-177.

4. Appel LJ. The role of diet in the prevention and treatment of hypertension. Curr Atheroscler Rep. 2000;2:521-528. NHLBI. Clinical guidelines on the identification, evaluation, and treatment

of overweight and obesity in adults-the evidence report. J Obesity Res. 1998;6:515-209S. Reisen E, et al. Effect of weight loss without salt restriction of the reduction of blood pressure in overweight hypertensive patients. N Engl J Med. 1978;298:1-6. Conlin PR. Dietary modification and changes in blood pressure. Curr Opin Nephrol Hypertens. 2001;10:359-363. Tuck ML, et al. The effect of weight reduction on blood pressure, plasma rennin activity, and aldosterone levels in obese patients. N Engl J Med. 1981;304:930-933. McCarron DA, Reusser ME. Nonpharmalogic therapy in hypertension: from single components to overall dietary management. Prog Cardiovassc Dis. 1999;41:451-460.

5. Steven VJ, et al. Long-term weight loss and changes in blood pressure: results of the trials of hypertension prevention, phase II. Ann Intern Med. 2001;134:1-11.
6. Steven VJ, et al. Long-term weight loss and changes in blood pressure: results of the trials of hypertension prevention, phase II. Ann Intern Med. 2001;134:1-11.
7. McCarron DA, Reusser ME. Nonpharmalogic therapy in hypertension: from single components to overall management. Prog Cardiovassc Dis. 1999;41:451-460.
8. Appel LJ. The role of diet in the prevention and treatment of Hypertension. Curr Atheroscler Rep. 2000;2:521-528. Staessen J, et al. Body weight, sodium intake, and blood pressure. J Hypertens. 1989;7:S19-23.

chapter 6 設計自己的食譜

1. Ferrier LK et al. Alpha-linolenic acid and docosahexaenoic acidenriched eggs from hens fed flaxseed: influence on blood lipids and platelet phospholipid fatty acids in humans. Am J Clin Nutr.1995;62:81-86.
2. Hodgson JM, et al. Effects on blood pressure of drinking green and black tea. J Hypertens.1999;17:457-463. Sung BH, et al. Prolonged increases in blood pressure by a single oral dose of caffeine in mildly hypertensive men. Am J Hypertens. 1994;7:755-758. Pincomb GA, et al. Acute blood pressure elevations with caffeine in men with borderline systemic hypertension. Am J Cardiol. 1996;77:270-274.

Cavalcante JW; et al. Influence of caffeine on blood pressure and platelet aggregation. Arq Bras Cardiol. 2000;13:475-481.

3. Cavalcante JW, et al. Influence of caffeine on blood pressure and platelet aggregation. Arq Bras Cardiol. 2000;13:475-481.
4. The Sixth Report of the Joint National Committee on Prevention, Detection, Evaluation, and Treatment of High Blood Pressure. Arch Intern Med. 1997;157:24:2413-2446.
5. Fuchs FD, et al. Alcohol consumption and the incidence of hypertension: the atherosclerosis risk in communities study. Hypertension. 2001;37:1242-1250. World Hypertension League. Alcohol and hypertension: implications for management. WHO Bull. 1991;69:377-382. Altura BM, et al. Ethanol promotes rapid depletion of intracellular free Mg in cerebral vascular smooth muscle cells: possible relation to alcohol-induced behavioral and stroke-like effects. Alcohol 1993;10:563-566. Zhang A, et al. Ethanol-induced contraction of cerebral arteries in diverse mammals and its mechanisms of action. Eur J Pharmacol. 1993;248:229-236.
6. The Sixth Report of the Joint National Committee on Prevention, Detection, Evaluation, and Treatment of High Blood Pressure. Arch Intern Med. 1997;157:24:2413-2446.
7. Fuchs FD, et al. Alcohol consumption and the incidence of hypertension: the atherosclerosis risk in communities study. Hypertension. 2001;37:1242-1250.

chapter 7 運動：強化身體的馬達

1. US Department of Health and Human Services. Physical Activity and Health: A Report of the Surgeon General. Atlanta, GA: Centers for Disease Control and Prevention, National Center for Chronic Disease Prevention and Health Promotion; 1996.
2. American College of Sports Medicine. Physical activity, physical fitness and hypertension: position stand. Med Sci Sports Exerc. 1993;25:55-60.
3. Pescatello LS, Fargo AE, Leach CN, Scherzer HH. Short-term effect of dynamic exercise on arterial blood pressure. Circulation. 1991;83:1557-1561.

4. Shephard RJ, Balady GJ. Exercise as cardiovascular therapy. Circulation. 99:963-972.

5. Shephard RJ, Balady GJ. Exercise as cardiovascular therapy. Circulation. 99:963-972.

6. Blair SN, Goodyear NN, Gibbons LW, Cooper KH. Physical fitness and incidence of hypertension in healthy normotensive men and women. JANA, 1984;252:487-490.

7. Shephard RJ, Balady GJ. Exercise as cardiovascular therapy. Circulation. 99:963-972.

8. Sesso HD, Paffenbarger RS Jr., Lee IM. Physic alactivity and coronary heart disease in men. The Harvard Alumni Health Study. Circulation. 2000;102:975-980.

chapter 8 為生活減壓！

1. Ghiadoni L, et al. Mental stress induces transient endothelial dysfunction in humans. Circulation. 11-14-2000:2473-2478.

2. Goldberg AD, et al. Ischemic, hemodynamic and neurohormonal responses to mental and exercise stress. Circulation. 1996;94:2402-2409.

3. Jonas BS. Are symptoms of anxiety and depression risk factors for hypertension? Archives of Family Medicine. 1997;6:43-49.

4. Cacioppo J. Biological costs of social stress in the elderly. Paper given at a meeting of the American Psychological Association, Washington, DC, August 6, 2000.

5. Schneider RH, et al. A randomized controlled trial of stress reduction for hypertension in older African Americans. Hypertension. 1995;26:820.

6. King MS, Carr T, D'Cruz C. Transcendental meditation, hypertension

chapter 9 需要醫療的下一步

and heart disease. Aust Fam Physician. 2002 Feb;31(2):164-168.

1. MacMahon S. Rodgers A. The effects of blood pressure reduction in older patients: an over-view of five randomized controlled trials in elderly hypertensives. Clin Exp Hypertens. 1993;15:967-978.

2. The Sixth Report of the Joint National Committee on Prevention, Detection, Evaluation, and Treatment of High Blood Pressure. Arch Intern Med. 1997;157;24:2413- 2446.
3. The Seventh Report of the Joint National Committee on Prevention, Detection, Evaluation, and Treatment of High Blood Pressure. J Am. Med. Assoc. 2003;289(19)2573-5.
4. The equivalent of 12.5 to 25 mg/day of hydrochlorothiazide or its equivalent.

附錄：檢視研究成果

1. Warner MG. Complementary and alternative therapies for hypertension. Complementary Health Practice Review. 2000;6:11-19.
2. Ceriello A, Giugliano D, Quatraro A, et al. Antioxidants show an antihypertensive effect in diabetic and hypertensive subjects. Clin Sci. 1991;81:739-742.
3. Ness AR, Chee D, Elliot P. Vitamin C and blood pressure-an overview. J Hum Hypertens. 1997;11:343-350.
4. Solzbach U, Just H, Jeserich M, Hornig B. Vitamin C improves endothelial dysfunction of epicardial coronary arteries in hypertensive patients. Circulation. 1997;96:1513-1519.
5. Galley HF, Thornton J, Howdle PD, Walker BE, Webster NR. Combination oral antioxidant supplementation reduces blood pressure. Clin Sci. 1997;92:361-365.
6. Das UN. Minerals, trace elements, and vitamins interact with essential fatty acids and prostaglandins to prevent hypertension, thrombosis, hypercholesterolaemia and atherosclerosis and their attendant complications. IRCS Med Sci. 1985;13:684.
7. Weiss D. Cardiovascular disease: risk factors and fundamental nutrition. Int J Integrative Med. 2000;2:6-12.
8. Das UN, Horrobin DF, Begin ME, et al. Clinical significance of essential fatty acids. Nutrition. 1988;4:337.
9. Lal KJ, Dakshinamurti K. The relationship between low-calcium induced increase in systolic blood pressure and vitamin B_6. J Hypertens. 1995;13:327-332.

10. DeBusk RM. Dietary supplements and cardiovascular disease. Curr Atheroscler Rep. 2000;2:508-514.

11. Auer W, Eiber A, Hertkorn E, Hoehfeld E, Koehrle U, Lorenz A, Mader F, Marx W, Otto G, Schmid-Otto B. Hypertension and hyperlipidaemia: garlic helps in mild cases. Br J Clin Pract. 1990; 69:3-6.

12. McMahon FG, Vargas R. Can garlic lower blood pressure? A pilot study. Pharmacothera, 1993;13:406-407.

13. LawsonLO.Garlic:areviewofitsmedicaleffects and indicated active compounds. In: Lawson LO, Bauer R, eds. Phytomedicines of Europe: Chemistry and Biological Activity. Washington, DC: American Chemical Society; 1998:176-209.

14. Pedraza-Chaverri J, Tapia E, Medina-Campos ON, de los Angeles Granados M, Franco M. Garlic prevents hypertension induced by chronic inhibition of nitric oxide synthesis. Life Sci. 1998;62:71-77.

15. Orekhov AN, Grunwald J. Effects of garlic on atherosclerosis. Nutrition. 1997;13:656-663.

16. Ernst E. Cardiovascular effects of garlic (Allium sativum): a review. Pharmatherapeutica. 1987;5:83-89.

17. Silagy CA, Neil AW; A meta-analysis of the effect of garlic on blood pressure. J Hypertens. 1994;12:463-468.

18. Silagy C, Neil A. Garlic as a lipid lowering agent: a meta-analysis. J R Coll Physicans lond, 1994;28:39-45

19. Ojewole JAO, Adewunmi CO. Possible mechanisms of antihypertensive effect of garlic: evidence from mammalian experimental models. Am J Hypertens. 2001 ; 14:29A. Abstract.

20. Kleinjnen J, Knipschild P, Ter Riet G. Garlic, onions and cardiovascular risk factors: a review of the evidence from human experiments with emphasis on commercially available preparations. Br JClin Pharmacol.1989; 28:535-544.

21. Reuter HD, Sendl A. Allium sativum and Allium ursinum: chemistry, pharmacology and medicinal applications. Econ Med Plant Res. 1994;6:55- 113.

22. Mohamadi A, Jarrell ST, ShiSJ, Andrawis NS, Myers A, Clouatre D, Preuss HG. Effects of wild versus cultivated garlic on blood pressure and other parameters in hypertensive rats. Heart Disease. 2000;2:3-9.

23. Clouatre D. European Wild Garlic: The Better Garlic. San Francisco: PaxPublishing; 1995.

24. Sendl A, Elbl G, Steinke B, Redl K, Breu W, Wagner H.Comparative pharmacological investigations of Allium ursinum and Allium sativum. Planta Med. 1992;58:1116.

25. SendlA,SchliackM,LosuR,Stanislaus F, WagnerH.Inhibitionofcholesterolsynthesisinvitroby extractsandisolatedcompoundspreparedfromgarlicandwildgarlic. Atherosclerosis. 199294:79-85.

26. Wagner H, Elbl G, Lotter H, Guinea M. Evaluation of natural productsas inhibitors of angiotensin I-converting enzyme (ACE). Pharmacol Lett. 1991;15-18.

27. Das I, Khan NS, Soornanna SSR. Potent activation of nitric oxide synthase by garlic: a basis for its therapeutic application. Curr Med Res Opin. 1994; 13:257-263.

28. Torok B, Belagyi J, Rietz B, Jacob R. Effectiveness of garlic on theradical activity radical generating sytems. Arzneimittelforschung. 1994;44:608-611.

29. Jarrell ST, Bushehri N, ShiS-J, Andrawis N, Clouatre D, PreussHG. Effects of Wild Garlic (Alliumursinum) on blood pressure in SHR. J Am Coll Nutr. 1996;15:532. Abstract.

30. Mutsch-Eckner M, Meier B, Wright AD, Sticher O. Gammaglutamyl peptides from Allium sativum bulbs. Phytochemistry 1992;31:2389-2391.

31. Meunier MT, Villie F, Jonadet M, Bastide J, Bastide P. Inhibition of angiotensin I-converting enzyme by flavonolic compounds: in vitro and in vivo studies. Planta Med. 1987;53:12-15.

32. Elkayam A, Mirelman D, Peleg E, Wilchck M, et al. The effects of allicin and enalapril in fructose-induced hyperinsulinemic, hyperlipidemic, hypertensive rats. Am J Hypertens. 2001; 14:377-381

33. Ackermann RT, Mulrow CD, Ramirez G, Gardner CD, Morbidoni L, Lawrence VA. Garlic shows promise for improving some cardiovascular risk factors. Arch Intern M ed. 2001; 161:813-824.

34. Sherman DL, Keaney JF, Biegelsen ES, et al. Pharmacological concentrations of ascorbic acid are required for the beneficial effect on endothelialvasomotor function in hypertension. Hypertension. 2000 ; 35:936-941.

35. Ting HH, Creager MA, Ganz P, Roddy MA, Haley EA Timimi FK. Vitamin C improves endothelium-dependent vasodilation in forearm resistance vessels of humans with hypercholesterolemia. Circulation. 1997;95:2617-2622.
36. Taddei S, Virdis A, Ghiadoni L, Magagna A, Salvetti A. Vitamin C improves endothelium-dependent vasodilation by restoring nitric oxide activity in essential hypertension. Circulation. 1998;97:2222-2229.
37. Levine GN, Frei B, Koulouris SN, Gerhard MD, Keaney JF, Vita JA. Ascorbic acid reverses endothelial vasomotor dysfunction in patients with coronary artery disease. Circulation. 1996;93:1107-1113.
38. Heitzer T, Just H, Manzel T. Antioxidant vitamin C improves endothelial dysfunction in chronic smokers. Circulation. 1996;94:6-9.
39. Bates CJ, Walmsley CM, Prentice A, Finch S. Does vitamin C reduceblood pressure? Results of a large study of people aged 65 or older. J Hypertens. 1998;16:925-932.
40. Ness AR, Khaw K-T, Bingham S, Day NE. Vitamin C status and blood pressure. J Hypertens. 1996 ; 14:503-508.
41. Moran JP, Cohen L, Green JM, Xu G, Feldman EB, Hames CG, FeldmanDS. Plasma ascorbic acid concentrations relate inversely to blood pressure in human subjects. Am J ClinNutr.1993;57:213-217.
42. Duffy SJ, Gokce N, Holbrook M, et al. Treatment of hypertension with ascorbic acid. Lancet. 1999;354:2048-2049.
43. Schilling J, Holzer P, Guggenbach M, Gyurech D, Marathia K, Geroulanos S. Reduced endogenous nitric oxide in the exhaled air of smokers and hypertensives. Eur Respir J 1994;7:467-471.
44. Emila H. Vitamin C and lowering of blood pressure: need for intervention trials? J Hypertens. 1991;9:1076-1077.
45. Feldman EB. The role of vitamin C and antioxidants in hypertension. Nutrition and the M .D. 1998;24:1-4.
46. Trout DL. Vitamin C and cardiovascular risk factors. Am J Clin Nutr. 1991;53:322-325.
47. Salonen JT, Salonen R, Ihanainen M, et al. Blood pressure, dietary fats, and antioxidants. Am J Clin Nutr. 1988;48:1226-1232.

48. Enster L, Dallner G. Biochemical, physicological and medical aspects of ubiquinone function. Biochim Biophys Acta. 1995;1271:195-204.

49. Simon JA. Vitamin C and cardiovascular disease: a review. J Am Coll Nutr. 1992;11:107-125.

50. Osilesi O, Trout DL, Ogunwole J. Glover EE. Blood pressure and plasma lipids during ascorbic acid supplementation in borderline hypertensive and normotensive adults. Nutr Res. 1991;11:405-412.

51. Lovat LB, Lu Y, Palmer AJ, Edwards R, Fletcher AE, Bulpitt CJ. Double blind trial of vitamin C in elderly hypertensives. J Hum Hypertens.1993; 7:403-405.

52. Ghosh SK, Ekpo EB, Shah IU, Girling AJ, Jenkins C, Sinclair AJ. A double-blind placebo controlled parallel trial of vitamin C treatment in elderly patients with hypertension. Gerontology. 1994;40:268-272.

53. Fotherby MD, Williams JC, Forster LA, Craner P, Ferns GA. Effect of vitamin C on ambulatory blood pressure and plasma lipids in older persons. J Hypertens. 2000;18:411-415.

54. Koh ET. Effect of vitamin C on blood parameters of hypertensive subjects. J Okla State Med Assoc. 1984;77:177-182.

55. Block G, Mangels AR, Patterson BH, Levander OA, NorkusE, Taylor PR. Body weight and prior depletion affect plasma ascorbate levels attained on identical vitamin C intake: a controlled-diet study. J Am Coll Nutr. 1999;18:628-637.

56. Grossman M, Dobrev D, Himmel HM, Ravens U, Kirsh W. Ascorbic acid-induced modulation of venous tone in humans. Hlypertension. 2001;37:949-954.

57. Yoshioka M, Aoyama K, Matsoshita T. Effects of ascorbic acid on blood pressure and ascorbic acid metabolism in spontaneously hypertensive rats. Int J Vttam Nutr Res. 1985;55:301-307.

58. Enstrom JE, Kanim LE, Klein M. Vitamin C intake and mortality among a sample of the United States population. Epidemiology. 1992;3:194-202.

59. Gale CR, Martyn CN, Winter PD, Cooper C. Vitamin C and risk of death from stroke and coronary heart disease in cohort of elderly people. BMJ 1995;310:1563-1566.

60. Egan DA, Garg R, Wilt TJ, et al. Rationale and design of the arterial disease multiple intervention trial (ADMIT) pilot study. Am J Cardiol. 1999;83:569-575.

61. Block G, Mangels AR, Norkus EP, Patterson BH, Levander OA, Taylor PR. Ascorbic acid status and subsequent diastolic and systolic blood pressure. Hypertension. 2001;37:261-267.

62. Hajjar IM, George V, Kochar M. Effect of vitamin C supplementation on systolic, diastolic, pulse pressure and lipids: a randomized controlled trial. Am J Hypertens. 2001;14:143A. Abstract P-339.

63. Das UN. Hypertension and ascorbic acid. Lancet. 2000;355:1273.

64. Salonen R, Korpela H, Nyyssonen K, Porkkala E, Salonen JT. Reduction of blood pressure by antioxidant supplementation: a randomized double-blind clinical trial. Life Chem Rep. 1994;12:65-68.

65. Toivanan JL. Effects of selenium, vitamin E and vitamin C on human prostacyclin and thromboxane synthesis in vitro. Prostaglandins Leukotrienes Med. 1987;26:265-280.

66. Miller ER III, Appel LJ, Levander OA, Levine DM. The effect of antioxidant vitamin supplementation on traditional cardiovascular risk factors. J cardiovasc Risk. 1997;4:19-24.

67. Cooke JP. Nutraceuticals for cardiovascular health. Am J Cardiol. 1998:82:435-455.

68. Hornig B, Arakawa N, Kohler C, Drexler H. Vitamin C improves endothelial function of conduit arteries in patients with chronic heart failure. Circulation. 1998;97:363-368.

69. Beetens JR, Herman AG. Ascorbic acid and prostaglandin formation. Int J Vitam Nutr Res Suppl. 1983;24:131-143.

70. Siow RC, Richards JP, Pedley KC, Leake DS, Mann GE. Vitamin C protects human vascular smooth muscle cells against apoptosis induced by moderately oxidized LDL containing high levels of lipid hydroperoxides. Arterioscler Thromb Vasc Biol. 1999;19:2387-2394.

71. Kendler BS. Nutritional strategies in cardiovascular disease control: an update on vitamins and conditionally essential nutrients. Prog Cardiovasc Nurs. 1999;14:124-129.

72. Newaz MA, Nawal NNA. Effect of ?-tocotrienol on blood pressure, lipid peroxidation and total antioxidant status in spontaneously hypertensive rats (SHR). Clin Exp Hypertens. 1999;21:1297- 1313.

73. Newaz MA, Nawal NNA. Effect of a-tocopherol on lipid peroxidation and total antioxidant status in spontaneously hypertensive rats.Am J Hypertens. 1998;11:1480-1485.

74. Newaz MA, Nawal NNA, Muslim N, Gapor A. A-tocopherol increased nitric oxide synthase activity in blood vessels of spontaneously hypertensive rats. Am J Hypertens. 1999;12:839-844.

75. Igarashi T, Nakajima Y, Kobayashi M, Ohtake S. Anti-hypertensive action of DL-alpha-tocopheryl esters in rats. Clin Sci Mol Med Suppl. 1976;3:163s-164s.

76. Pezeshk A, Derick Dalhouse A. Vitamin E, membrane fluidity and blood pressure in hypertensive and normotensive rats. Life Sci. 2000;67:1881-1889.

77. Koba K, Abe K, Ikeda I, Sugano M. Effects of alpha-tocopherol and tocotrienols on blood pressure and linoleic acid metabolism in the spontaneously hypertensive rat (SHR). Biosci Biotechnol Biochem. 1992;56:1420-1423.

78. Barbagallo M, Dominguez LJ, Tagliamonte MR, Resnick LM, Paolisso G. Effects of vitamin E and glutathione on glucose metabolism. The role of magnesium. Hypertension. 1999;34:1002-1006.

79. Palumbo G, Avanzini F, Alli C, Roncaglioni C, et al. Effects of vitamin E on clinic and ambulatory blood pressure in treated hypertensive patients. Am J Hypertens. 2000;13:564-567.

80. Martin-Nrard F, Boullier A, Fruchart JC, Duriez P. Alpha tocopherolbut not beta-tocopherol inhibits thrombin induced PKC activation and endothelin secretion in endothelial cells. J Cardiovasc Risk. 1998;5:339-345.

81. Mottram P, Shige H, Nestel P. Vitamin E improves arterial compliance in middle-aged men and women. Atherosclerosis. 1999;145:399-404.

82. Skyrme-Jones RA, O'Brien RC, Berry KL, Meredith IT. Vitamin E supplementation improves endothelial function in type I diabetes mellitus: a randomized, placebo-controlled study. J Am Coll Cardiol 2000;36:94-102.

83. Iino K, Abe K, Kariya S, Kimura H, Kusaba T, et al. A controlled, double-blind study of dl-alpha-tocopheryl nicotinate (Juvela-Nicotinate) for treatment of symptoms in hypertension and cerebral arteriosclerosis. Jpn Heart J. 1977;18:277-286.
84. Wen Y, Killalea S, McGettigan P, Freely J. Lipid peroxidation and antioxidant vitamins C and E in hypertensive patients. IJMS. 1996;165: 210-212.
85. Lal KJ, Dakshinamurti K. Calcium channels in vitamin B_6-deficiency-induced hypertension. J Hypertens. 1993;11:1357-1362.
86. Fregly MJ, Cade JR. Effect of pyridoxine and tryptophan, alone and in combination, on the development of deoxycorticosterone acetatinduced hypertension in rats. Pharmacology. 1995;50:298-306.
87. Lal KJ, Krishnamurti D, Thliverv J. The effect of vitamin B_6 on the systolic blood pressure of rats in various animal models of hypertension. J Hypertens. 1996;14:355-363.
88. Paulose CS, Dakshinamurti K, Packer S, Stephens NL. Hypertension in pyridoxine deficiency.J Hypertens. 1986;4:S174-S175.
89. Paulose CS, Dakshinamurti K, Packer S, Stephens NL. Sympathetic stimulation and hypertension in the pyridoxine-deficient adult rat. Hypertension. 1988;11:387-391.
90. Kleiger JA, Altshuler CH, Krakow G, Hollister C. Abnormal pyridoxine metabolism in toxemia of pregnancy. Ann NY Acad Sci. 1969;166:288-296.
91. Brophy MH, Siiteri PK. Pyridoxal phosphate and hypertensive disorders of pregnancy. Am J Obstet Gynecol. 1975;121:1075-1079.
92. Brophy MH. Zinc, preeclampsia and g-aminobutyric acid. Am J Obstet Gynecol. 1990;163:242-243.
93. Brophy EM, Brophy MH. Pyridoxal phosphate normalization of the EEG in eclampsia. In: Hypertension in Pregnancy. Bologna;1991:479.
94. Keniston R, Enriquez JI Sr. Relationship between blood pressure and plasma vitamin B_6 levels in healthy middle-aged adults. Ann NY Acad Sci. 1990;585:499-501.
95. Dakshinamurti K, Lal KJ.Vitamins and hypertension. World Rev Nutr Diet. 1992;69:40-73.

96. Aybak M, Sermet A, Ayyildiz MO, Karakilcik AZ. Effect of oral pyridoxine hydrochloride supplementation on arterial blood pressure in patients with essential hypertension. Arzneimittelforchung. 1995;45:1271-1273.

97. Bender DA. Non-nutritional uses of vitamin B_6. Br J Nutr. 1999;81:7-20.

98. Dakshinamurti K, Paulose CS, Viswanathan M. Vitamin B_6 and hypertension. Ann NY Acad Sci. 1990;575:241-249.

99. Dakshinamurti K, Lal KJ, Ganguly PK. Hypertension, calcium channel and pyridoxine (vitamin B_6). Mol Cell Biochem. 1998;188:137-148.

100. Lehninger AL. Biochemistry: The Molecular Basis of Cell Structure and Function. 2nd edition. New York: Worth; 1978:698.

101. Lal KJ, Dakshinamurti K, Thliveris J. The effect of vitamin B_6 on the systolic blood pressure of rats in various animal models of hypertension. J Hypertens. 1996;14:355-363.

102. Vasdev S., Ford CA, Parai S, Longerich L, Gadag V. Dietary vitamin B_6 supplementation attenuates hypertension in spontaneously hypertensive rats. Mol Cell Biochem. 1999;200:155-162.

103. Katz DL. Nutrition in Clinical Practice. Philadelphia: Lippincott Williams and Wilkins; 2001:370-371.

104. Paran E, Engelhard YN. Effect of lycopene, an oral natural antioxidant, on blood pressure. J Hypertens. 2001;19:574. Abstract P-1.204.

105. Paran E, Engelhard YN. Effect of tomato's lycopene on blood pressure, serum lipoproteins, plasma homocysteine and oxidative stress markers in grade I hypertensive patients. Am J Hypertens. 2001;14:141A. Abstract P-333.

106. Digiesi V, Cantini F, Oradei A, Bisi G, Guarino GC, Brocchi A, Bellandi F, Mancini M, Littarru GP. Coenzyme Q_{10} inessential hypertension. Mol Aspects Med. 1994;15:S257-S263.

107. Langsjoen PH, Langsjoen AM. Overview of the use of CoQ_{10} in cardiovascular disease. Biofactors. 1999;9:273-284.

108. 5ingh RB, Niaz MA, Rastogi SS, Shukla PK, Thakur AS. Effect of hydrosoluble coenzyme Q_{10} on blood pressure and insulin resistance in Hypertensive patients with coronary heart disease. J Hum Hypertens. 1999;13:203-208.

109. Digiesi V, Cantini F, Brodbeck B. Effect of coenzyme Q_{10} on essential hypertension. Curr Ther Res. 1990;47:841-845.

110. Morisco C, Trimarco B, Condorelli M. Effect of coenzyme Q_{10} therapy in patients with congestive heart failure: a long-term multicenter randomized trial. Clin Investig. 1993;71:S134-S136.

111. Kontush A, et al. Plasma ubiquinol is decreased in patients with hyperlipidemia. Atherosclerosis. 1997;129:119-126.

112. Yokoyama H, et al. Coenzyme Q_{10} protects coronary endothelial function from ischemia reperfusion injury via an antioxidant effect. Surgery. 1996;120:189-196.

113. Digiesi V, et al. Mechanism of action of coenzyme Q_{10} in essential hypertension. Curr Ther Res. 1992;51:668-672.

114. Alternative Medicine Review. 1996;Vol.I(3):171-174.

115. Yamagami T, Iwamoto Y, Folkers K, Blomqvist CG. Reduction by coenzyme Q_{10} of hypertension induced by deoxycorticosterone and saline in rats. Int J Vitam Nutr Res. 1974;44:487-496.

116. Garashi T, Nakajima Y, Tanaka M, Ohtake S. Effect of coenzyme Q_{10} on experimental hypertension in rats and dogs. J Pharmacol Exp Ther. 1974;189:149-156.

117. Iwamoto Y, Yamagami T, Folkers K, Blomqvist CG. Deficiency of coenzyme Q_{10} in hypertensive rats and reduction of deficiency bytreatment with coenzyme Q_{10}. Biochem Biophys Res Commun. 1974;58:743-748.

118. Okamoto H, Kawaguchi H, Togashi H, Minami M, Saito H, et al. Effect of coenzyme Q_{10} on structural alterations in the renal membrane of stroke-prone spontaneously hypertensive rats. Biochem Med Metabol Biol. 1991;45:216-226.

119. Yamagami T, Takagi M, Akagami H, Kubo H, Toyama S, Okamoto T, Kishi T, Folkers K. Effect of coenzyme Q_{10} on essential hypertension, a double-blind controlled study. In: Biomedical and Clinical Aspects of Coenzyme Q, Vol.5. Amsterdam: Elsevier; 1986:337-343.

120. Yamagami T, Shibata N, Folkers K. Study of coenzyme Q_{10} in essential hypertension. In: Folkers K, Yamamura Y, eds. Biomedical and Clinical Aspects of Coenzyme Q, Vol.1. Amsterdam: Elsevier; 1977:231-242.

121. Tsuyusaki T, Noro C, Kikawada R. Mechanocardiography of ischemic or hypertensive heart failure. In: Yamamura Y, Folkers K, eds. Biomedical and Clinical Aspects of Coenzyme Q, Vol. 2. Amsterdam: Elsevier; 1980:273-288.

122. Richardson P, Drzewoski J, Ellis J, Shizukuishi S, Takemura K, Baker L, Folkers K. Reduction of elevated blood pressure by coenzyme Q_{10}. Biomedical and Clinical Aspects of Coenzyme Q, Vol 3. Amsterdam: Elsevier; 1981:229-234.

123. Hamada M, Kazatani Y, Ochi T, Ito T, Kokubu T. Correlation between serum CoQ_{10} level and myocardial contractility in hypertensive patients. Biomedical and Clinical Aspects of Coenzyme Q, Vol. 4. Amsterdam: Elsevier; 1984:263-270.

124. Montaldo PL, Fadda G, Salis S, Satta G, Tronci M, DiCesare R, ReinaR, Concu A. Effects of the prolonged administration of coenzyme Q_{10} in borderline hypertensive patients: a hemodynamic study. Biomedical and Clinical Aspects of Coenzyme Q, Vol. 6. Amsterdam: Elsevier; 1991:417-424.

125. Vasdev S, Ford CA, Parai S, et al. Dietary alpha-lipoic acid supple mentation lowers blood pressure in spontaneously hypertensive rats. J Hypertens. 2000;18:567-573.

126. Bierhaus A, Chevion S, Chevion M, Hoffman M, Quehenberger P, Illmer T, Luther T, Berentshtein E, Tritschler H, Muller M, Wahl P, Ziegler R, Nawroth PP. Advanced glycation end product-induced activation of Nf kappa B is suppressed by alpha lipoic acid in cultured endothelial cells. Diabetes. 1997;46:1481- 1490.

127. Arivazhagan P, Juliet P, Panneerselvam C. Effect of dlalpha-lipoic acid on the status of lipid peroxidation and antioxidants in aged rats. Pharmacol Res. 2000;41:299-303.

128. Jacob S, Henriksen EJ, Schiemann AL, Simon I, Clancy DE, Tritschler HJ, et al. Enhancement of glucose disposal in patients with type 2 diabetes by alpha-lipoic acid. Arzneimittelforschung. 1995;45:872-874.

129. Henriksen EJ, Jacob S, Streeper RS, Fogt DL, Hokama JY, Tritschler HJ. Stimulation by a-lipoic acid of glucose transport activity in skeletal muscle of lean and obese zucker rats. Life Sci. 1997;61:805-812.

130. Busse E, Zimmer G, Schopohl B, Kornhuber B. Influence of a-lipoic acid on intracellular glutathione in vitro and in vivo. Arzneimittelforschung. 1992;42:829-831.

131. Phillips SA, Mirrlees D, Thornalley PJ. Modification of the glyoxalase system in streptozotocin-induced diabetic rats. Pharmacology. 1993;46:805-811.

132. Han D, Handelman G, Marcocci L, Sen CK, Roy S, Kobuchi H, et al. Lipoic acid increases de novo synthesis of cellular glutathione by improving cystine utilization. Biofactors. 1997;6:321-338.

133. Packer L. A-lipoic acid: a metabolic antioxidant which regulates NFkB signal transduction and protects against oxidative injury. Drug Metab Rev. 1998;30:245-275.

134. Anero DR, Burghardt B. Cardiac membrane vitamin E and malondialdehyde levels in heart muscle of normotensive and spontaneously hypertensive rats. Lipids. 1989;24:33-38.

135. Uysal M, Bulur H, Sener D, Oz H. Lipid peroxidation in patients with essential hypertension. Int J Clin Pharmacol Ther Toxicol. 1986;24:474-476.

136. Vodoevich UP. Effect of lipoic acid, biotin, and pyridoxine on blood content of saturated and unsaturated fatty acids in ischemic heart disease and hypertension. Vopr Pitan. 1983;5:14-16.

137. Hoffmann PC, Souchard JP, Nepveu F, Labidalle S. Thionitrites as potent donors of nitric oxide: example of S-nitroso-and S,S'-dinitroso-dihydrolipoic acids. C R Seances Soc Biol Fil. 1996;190:641-650.

138. Kunt T, Forst T, Wilhelm A, Tritschler H, Pfuetzner A, Harzer O, Englebach M, Zschaebitz A, Stofft E, Beyer J. Alpha lipoic acid reduces expression of vascular cell adhesion molecule-1 and endothelial adhesion of human monocytes after stimulation with advanced glycation end products. Clin Sci (Colch). 1999;96:75-82.

139. Duke JA. The Green Pharmacy: Herbs, Foods and Natural Formulas to Keep You Young. Anti-Aging Prescriptions. Philadelphia: Rodale/St. Martin's Press;2001:1-546.

140. Huxtable RJ. Physiologic actions of taurine. Physiol Rev. 1992;72:101-163.

141. Ciehanowska B. Taurine as a regulator of fluid-electrolyte balance and arterial pressure. Ann Acad Med Stetin. 1997;43:129-142.

142. Fujita T, AndoK, Noda H, Ito Y, Sato Y. Effects of increased adrenomedullary activity and taurine in young patients with borderline hypertension. Circulation. 1987;75:525-532.

143. Birdsall TC. Therapeutic applications of taurine. Altern Med Rev. 1998;3:128-136.

144. Huxtable RJ, Sebring LA. Cardiovascular actions of taurine. Prog Clin Biol Res. 1983;125:5-37.

145. Harada H, Kitazaki K, Tsujino T, Watari Y, Iwata S, et al. Oral taurine supplementation prevents the development of ethanol-induced hypertension in rats. Hypertens Res. 2000;23:277-284.

146. Dawson R, Liu S, Jung B, Messina S, Eppler B. Effects of high salt diets and taurine on the development of hypertension in the stroke-prone spontaneously hypertensive rat. Amino Acids. 2000;19:643-665.

147. Fujita T, Sato Y. The antihypertensive effect of taurine in DOCA-salt rats. J Hypertens Suppl. 1984;2:S563-S565.

148. Fujita T, Sato Y. Changes in blood pressure and extracellular fluid with taurine in DOCA-salt rats. Am Jphysiol. 1986;250:R1014-R1020.

149. Sato Y, Fujita T. Role of sympathetic nervous system in hypotensive action of taurine in DOCA-salt rats. Hypertension. 1987;9:81-87.

150. Fujita T, Sato Y. Hypotensive effect of taurine. Possible involvement of the sympathetic nervous system and endogenous opiates. J Clin Invest. 1988;82:993-997.

151. Trachtman H, Del Pizzo R, Rao P, Rujikarn N, Sturman JA. Taurine lowers blood pressure in the spontaneously hypertensive rat by a catecholamine independent mechanism. Am J Hypertens. 1989 ;2:909-912.

152. Petty MA, Kintz J, DiFrancesco GF. The effects of taurine on atherosclerosis development in cholesterol-fed rabbits. Eur J Pharmacol. 1990;180:119-127.

153. Sato Y, Ogata E, Fujita T. Hypotensive action of taurine in DOCA-salt rats-involvement of sympathaoadrenal inhibition and endogenous opiate. Jpn Circ J. 1991;55:500-508.

154. Ideishi M, Miura S, Sakai T, Sasaguri M, Misumi Y, Arakawa K. Taurine amplifies renal kallikrein and prevents salt-induced hypertension in DAHL rats. J Hypertens. 1994;12:653-661.

155. Nakagawa M, Takeda K, Yoshitomi T, ltoh H, Nakata T, Sasaki S. Antihypertensive effect of taurine on salt-induced hypertension. Adv Exp Med Biol. 1994;359:197-206.

156. Kohashi N, Okabayashi T, Hama J, Katori R. Decreased urinary taur in einessential hypertension. Prog Clin Biol Res. 1983;125:73-87.

157. Ando K, Fujita T. Etiological and physiopathological significance oftaurine in hypertension. Nippon Rinsho. 1992;50:374-381.

158. Meldrum MJ, Tu R, Patterson T, Dawson R, Petty T. The effect of taurine on blood pressure and urinary sodium, potassium and calcium excretion. Adv Exp Med Biol. 1994;359:207-215.

159. Tanabe Y, Urata H, Kiyonaga A, Ikede M, Tanake H, Shindo M,Arakawa K. Changes in serum concentrations of taurine and other amino acids in clinical antihypertensive exercise therapy. Clin Exp Hypertens. 1989;11:149-165.

160. Gentile S, Bologna E, Terracina D, Angelico M. Taurine induced diuresis and natriuresis in cirrhotic patients with ascites. Life Sci. 1994;54:1585-1593.

161. Mizushima S, Nara Y, Sawamura M, Yamori Y. Effects of oral taurine supplementation on lipids and sympathetic nerve tone. Adv Exp Med Biol. 1996;403:615-622.

162. Tao L, Rao MR. Effecs of enalapril and taurine on left ventricular hypertrophy and arrhythmia in the renovascular hypertensive rat. Yao Xue Xue Bao. 1996;31:891-896.

163. Ji Y, Tao L, Rao MR. Effects of taurine and enalapril on blood pressure, platelet aggregation and the regression of left ventricular hypertrophy in two-kidney-one-dip renovascular hypertensive rats. Yao Xue Xue Bao. 1995;30:886-890.

164. Le OT, Elliott WJ. Mechanisms of the hypotensive effect of 3-N-butyl phthalide (BUPH): a component of celery oil. Am J Hypertension. 1992;40:326A. Abstract.

165. Le OT, Elliot WJ. Dose response relationship of blood pressure and serum cholesterol to 3-N-butyl phthalide, a component of celery oil. Clinical Research. 1991;39:750A. Abstract.

166. Duke JA. The Green Pharmacy Herbal Handbook. Emmaus Pennsylvania: Rodale:2000:68-69.

167. Castleman M. The Healing Herbs: The Ultimate Guide to the Curative Power of Nature's Medicines. Emmaus, Pennsylvania: Rodale 1991; 105-107.

168. Heinerman J. Heinerman's New Encyclopedia of Fruits and Vegetables. Paramus, New Jersey: Prentice Hall: 1995:93-95.

169. Houston M. The Role of Vascular Biology, Nutrition and Nutraceutical in the Prevention and Treatment of Hypertension. JANA 2002;Suppl. 1:5-71.

170. Langsjoen P, Willis R, Folkers K. Treatment of essential hypertensionwith coenzyme Q_{10}. Mol Aspects Med. 1994;15:5265-5272.

171. Bousquet P, Feldman J, Bloch R,Schwartz T. Central cardiovascular effects of taurine: comparison with homotaurine and muscimol. J Pharmacol Exp Ther. 1981;219:213-218.

172. Suetsuna K, Nakano T. Identification of an antihypertensive peptide from peptic digest of wakame (Undariapinnatifida). J Nutr Biochem. 2000;11:450-454.

173. Nakazato T, Shikama T, Toma S, Nakajima Y, Masuda Y. Nocturnal variation in human sympathetic baroreflex sensitivity. J Auton Nerv Syst. 1998;70:32-37.

174. Dobson H, Muir M, Hume R. The effect of ascorbic acid on the seasonal variations in serum cholesterol levels. Scott Med J. 1984;29:176- 182.

175. Bates CJ, Burr MK, St Ledger AS. Vitamin C high density lipoproteins and heart disease in elder lysubjects. Age Ageing. 1979;8:177-182.

176. Siow RC, Richards JP, Pedley KC, Leake DS, Mznn GE. Vitamin C protects human vascular smooth muscle cells against apoptosis induced by moderately oxidized LDL containing high levels of lipid hydroperoxides. Arterioscler Thromb Vasc Biol. 1999;19:2387-2394.

本書相關名詞中英對照表

ACEIs
ACE 抑制劑

adrenaline (epinephrine)
腎上腺素

aldosterone
醛固酮

allicin
大蒜素

alpha linolenic acid
α 次亞麻油酸

alpha lipoic acid
α 硫辛酸

alpha1 blockers
α 受體阻斷劑

alpha-beta blockers
α-β 受體阻斷劑

Alzheimer's disease
阿茲海默症

American journal of Clinical Nutrition
美國臨床營養學期刊

American Heart Association
美國心臟協會

American Nutraceutical Association
美國保健品協會

ANF
心房利鈉因子（ANF）

angiotensin
血管張力素

angiotensin II receptor blockers (ARBs)
血管張力素 II 受體阻斷劑（ARB 類藥物）

angiotensin-converting enzyme (ACE)
血管張力素轉換酶（ACE）

arteriosclerosis
動脈硬化

atherosclerosis
動脈粥狀硬化

AV block
房室傳導阻斷

AV nicking
動靜脈血管局部狹窄

Beta blockers
β 受體阻抗劑

Biotin
生物素

BMI
身體質量指數

Cardiomegaly
心臟肥大

Catechine
兒茶素

Catecholamines
兒茶酚胺

CCB
鈣離子阻斷劑

Central alpha antagonists 47
中樞 α 受體促進劑

CO
心輸出量

Coenzyme Q10(CoQ10)
輔酶 Q10

Congestive heart failure (CHF)
鬱血性心臟衰竭

Corticosteroids
皮質類固醇

Cortisol
皮質醇

Daidzein
木質素異黃酮

DASH diet
得舒飲食

diastolic blood pressure
舒張壓

diuretics
利尿劑

Eclampsia
子癇

embolus
栓塞

endothelial
內皮

essential hypertension
原發性高血壓

flavonoids
類黃酮

genistein
金雀異黃酮

GLA (gamma-linolenic acid)
GLA（γ - 次亞麻油酸）

hemoglobin A1c (HbA1c)
糖化血色素

homocysteine
同半胱胺酸

insulin resistance
胰島素阻抗

The Seventh Report of the Joint National Committee on Prevention, Detection, Evaluation, and Treatment of High Blood Pressure
JNC7

kallikrein
激肽釋放酶

L-arginine
左旋精胺酸

L-carnitine
左旋肉鹼

left-ventricular hypertrophy
左心室肥大

lutein
葉黃素

LVWT
左心室壁張力

lycopene
茄紅素

magnesium
鎂

metabolic syndrome
代謝症候群

microalbuminuria
微白蛋白尿

mitochondria
粒腺體

monounsaturated fatty acids
單元不飽和脂肪酸

MSG (monosodium glutamate)
味精（谷胺酸鈉）

MUFAs
多元不飽和脂肪酸

myeloperoxidase
骨髓過氧化酶

n-acetyl cysteine (NAC)
N- 乙醯半胱胺酸

NYHA
紐約心臟協會

Pulmonary congestion
肺靜脈鬱血

Pulmonary edema
肺水腫

polyunsaturated fatty acids (PUFAs)
多元不飽和脂肪酸

postganglionic neuron inhibitors
節後神經元抑制劑

potassium
鉀

PRA
血漿腎素活性

preeclampsia (toxemia)
子癇前症（妊娠毒血症）

prostaglandin
前列腺素

pyridoxine (vitamin B_6)
吡哆醇（維生素 B_6）

quercetin
槲皮素

renin-angiotensin-aldosterone system
腎素 - 血管張力素 - 醛固酮系統

secondary hypertension
續發性高血壓

selenium
硒

sodium
鈉

SVR
周邊血管阻力

TC
總膽固醇

TG
三酸甘油酯

thrombus
血栓

TPN
全靜脈營養

VCAM
血管細胞黏附分子

VSM
血管平滑肌

作者 | 馬克．休斯頓（**Mark C. Houston**）醫師

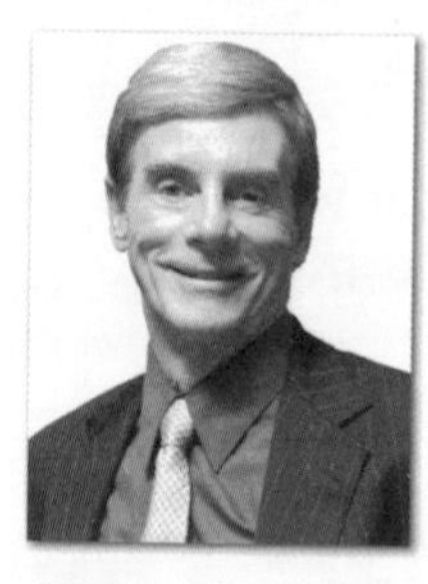

學歷

康涅狄克港橋大學臨床人類營養學碩士
凡登堡醫學院學士
美國田納西州孟菲斯羅德大學化學學士

獎項

希爾曼最優教授醫師獎（Hillman Award for Best Teacher. Dr.）

經歷

凡登堡大學醫學院臨床副教授
高血壓研究所、血管生理和延壽研究所主任
專擅高血壓、血脂失調等領域，預防和治療心腦血管疾病、營養、臨床年齡管理，和一般內科的臨床研究。
營養部門主管、醫學繼續教育（CME）主任
加州、舊金山大學完成實習後回到凡登堡醫學中心擔任總醫師
田納西州納什維爾的聖托馬斯醫療集團醫生
聖托馬斯醫院血管研究所醫生
20 個主要美國醫學期刊的諮詢審稿人
美國保健品協會醫療顧問委員會（ANA）編審
美國保健品協會期刊（JANA）總編輯
東南高血壓控制聯盟（COSEHC）信託執行董事會成員

認證

美國內科委員會、美國高血壓學會（ASH）臨床高血壓專科醫師（FASH）、美國抗衰老醫學委員會（ABAAM）。

研究

休斯頓醫師在國內外有超過 10000 篇以上的高血壓講座，也發表發表 150 餘篇的醫學期刊文章、手冊和影片等，以及七十多個高血壓、高血脂和心血管疾病的臨床研究。

著作

暢銷作品包括：《抗高血壓治療手冊》、《臨床血管生理學》、《學生和臨床醫生的高血壓手冊》、《關於心臟病，醫師可能不會說的事》、《關於高血壓，醫師可能不會說的事》等。

作者 | 巴里．福克斯（**Barry Fox, PH.D.**）醫師

納丁．泰勒（**NadineTaylor,M.S.,R.D.**）營養師

經歷

他們是一對夫妻檔，寫過超過三十多本書，作品涵蓋身體和心理健康，像是《關節炎治療》（紐約時報第一暢銷書，超過 100 萬本銷量），也為各種期刊寫了超過 160 篇文章。

巴里目前是「整合研究大學抗老化中心」的教授兼系主任，也是「美國保健品協會消費者事務委員會」成員。納丁女士是註冊營養師，也是「美國保健品協會的婦女衛生理事會」主席。

著作

兩人已經撰寫或與他人合著作品：《關節炎治療》、《停經不用藥》、《25 個自然方式緩解 PMS》、《關於偏頭痛，醫生沒說的事》、《20~30 歲的脂肪纖維飲食計畫》、《癌症通話》等。

巴里和納丁的網站：www.Taylor-Fox.com

總審訂 ❙ 歐忠儒 醫學博士（Dr. O）

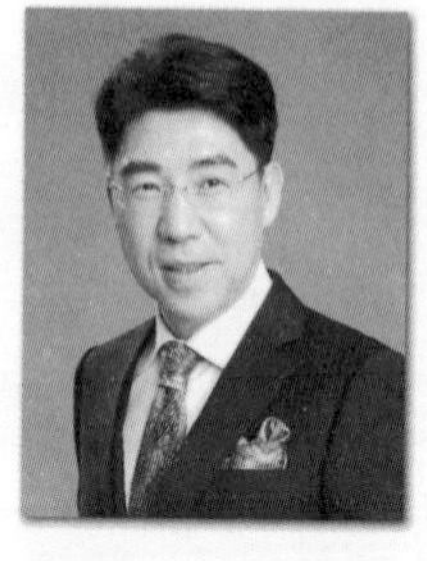

學歷

英國肯邦大學自然醫學博士
美國環宇大學東西方自然醫學研究所教授
美國自然醫學會認證醫師

經歷

中華功能醫學協會理事長
瀚仕功能醫學研究中心創辦人
美國 A4M 抗衰老醫學會會員
美國 IFM 功能醫學會會員

著作

《自閉症生物療法》、《過敏來找碴》、《管好荷爾蒙不生病：找對方法，身體自然好！》、《自己是最好的解毒醫生：八大名醫教排毒》、《荷爾蒙叛變：人類疾病的元凶——打擊老化 × 肥胖 × 失智 × 癌症 × 三高相關衍生退化病變》、《關於心臟病，醫生可能不會說的事》《關於高血壓，醫生可能不會說的事》（總審訂，博思智庫出版）

翻譯 | 林曉凌 醫師（Dr. Lin）

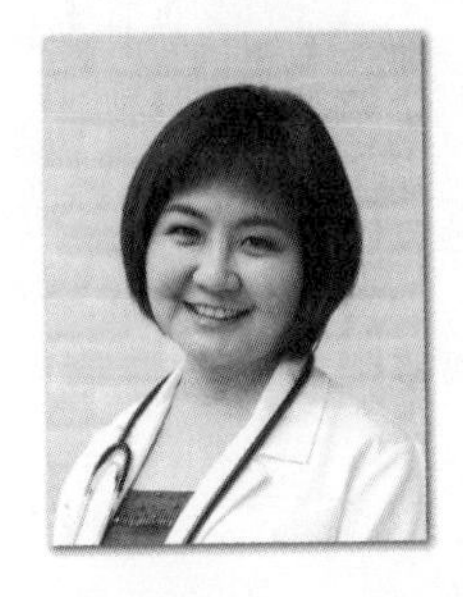

台大醫院家庭醫學部兼任主治醫師，瀚仕國際抗衰老中心院長。取得 IBALM 營養治療認證（International Board of Advanced Longevity Medicine）、美國功能醫學院臨床實踐培訓 AFMCP（Applying Functional Medicine in Cinical Practice ）認證。

以全人的關懷與醫療為使命，不只運用醫學藥理知識幫助病人，也加強進修預防醫學研究及營養治療。利用功能醫學健康管理計畫與營養處方，幫助更多未病的或受疾病所苦的人。透過整合療法改善新陳代謝，以期達到維持或改善健康狀態的目的。期許自己的微薄之力，能讓更多人愈來愈健康，愈來愈快樂。

學歷

國立臺灣大學預防醫學研究所碩士
國立臺灣大學醫學系醫學士

經歷

現任瀚仕國際抗衰老中心院長
現任台大醫院家庭醫學部兼任主治醫師
美國 IFM 功能醫學會會員

著作

《抗發炎體質這樣吃！台大醫師教你喚醒身體的自癒力》
《療鬱：不吃藥的憂鬱解方》（翻譯，博思智庫出版）
《關於高血壓，醫生可能不會說的事》（翻譯，博思智庫出版）

審校 ｜ 李佩璇 營養師

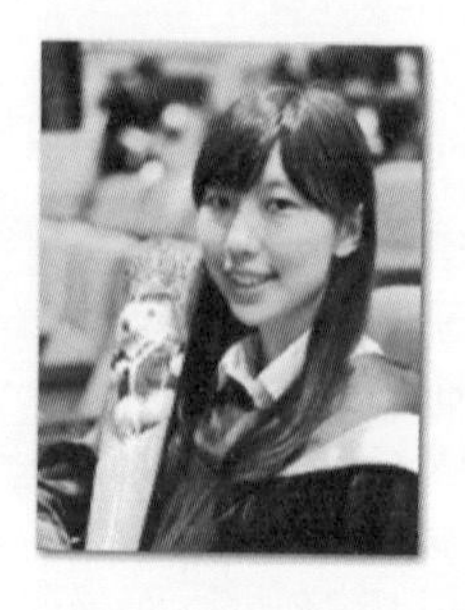

學歷

臺北醫學大學保健營養學系學士
臺北醫學大學保健營養學系碩士

經歷

瀚仕國際抗衰老中心 功能醫學營養師

專科證書

中華民國註冊營養師
腎臟專科營養師

審校 ｜ 賀菡懿 營養師

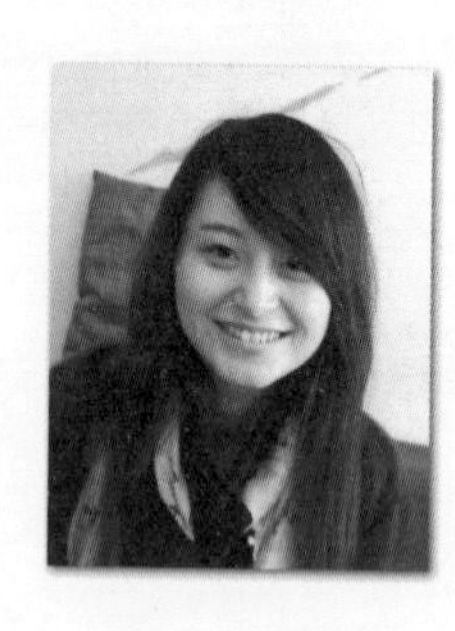

學歷

台北醫學大學保健營養學系學士
德國吉森大學營養學所碩士

經歷

瀚仕國際抗衰老中心 功能醫學營養師

專科證書

中華民國註冊營養師

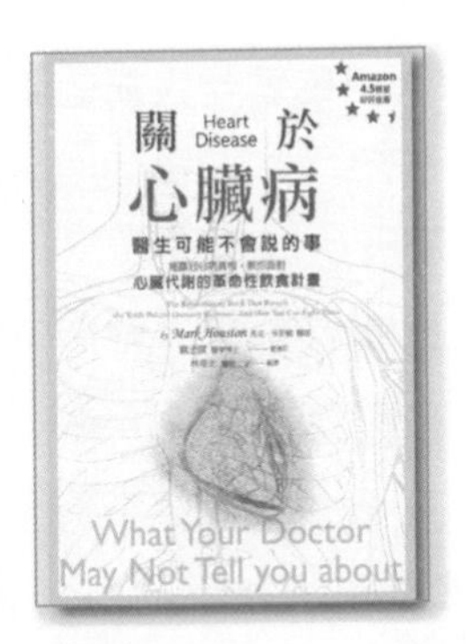

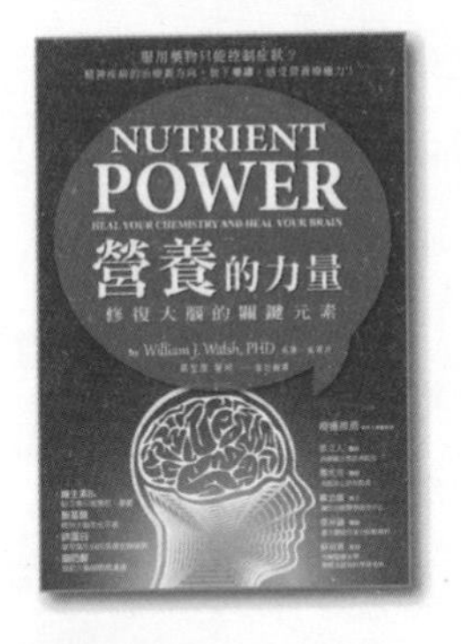

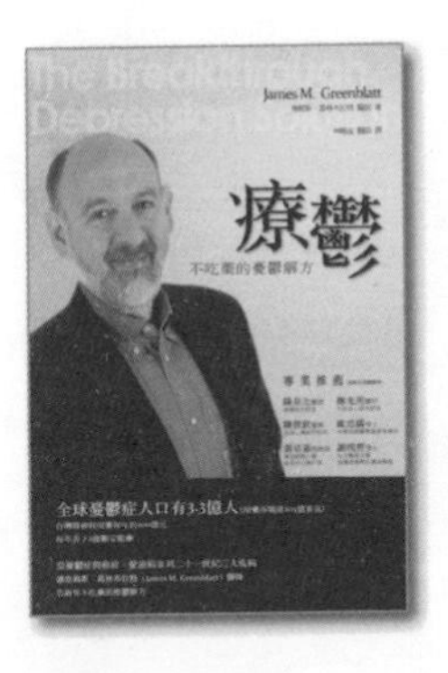

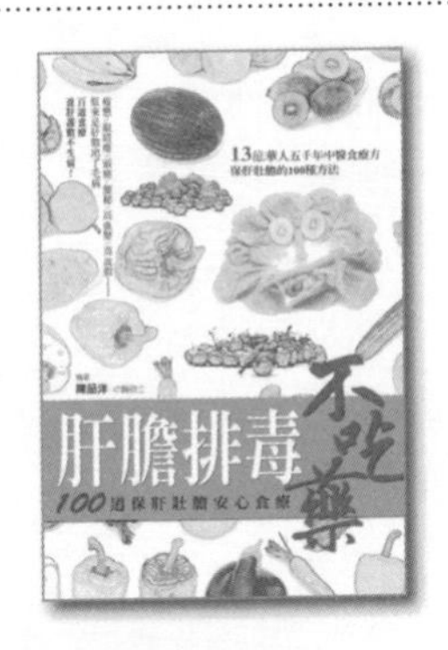

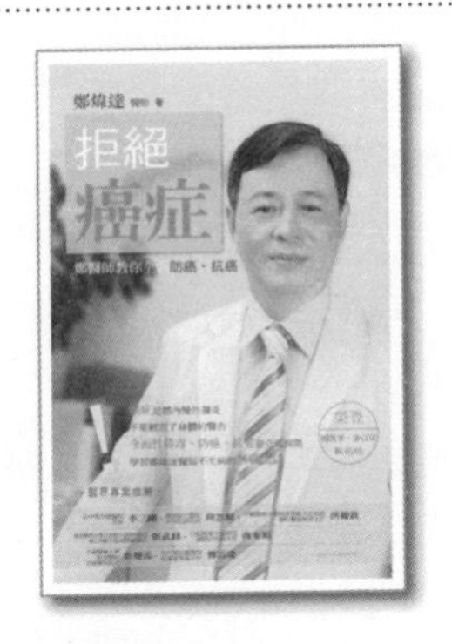

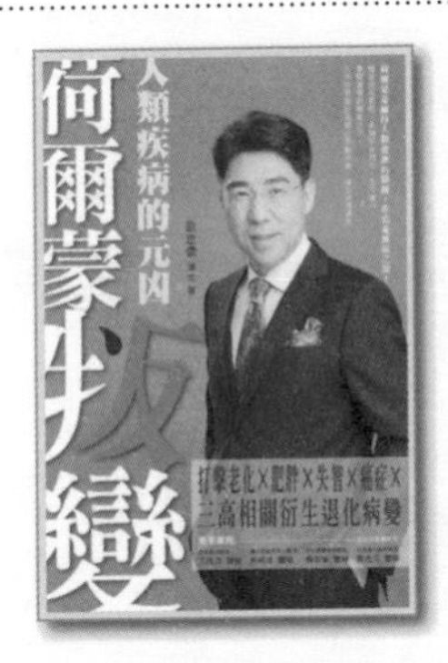

瀚仕功能醫學研究中心

21世紀最重要的健康醫學

健康管理新思維—功能醫學

人體的不適在被檢查出來之前，其實就已經潛伏著可能誘發疾病的生化失衡，身體裡的各個生理系統環環相扣，只要有一方失衡，就會如同骨牌效應般的使健康出現狀況，導致迅速衰老。

功能醫學是以科學為基礎的健康評估手段，功能醫學強調人體的生化獨特性，及每個人由於遺傳和環境的不同，所擁有的生理、生化代謝及健康的狀況或疾病的形成等方式也是唯一的。換言之，每個人的健康都需要不同的管理方式，依據不同的體質狀況來安排適當的照護模式。

亞洲第一家功能醫學實驗室

瀚仕功能醫學研究中心是以人為本，用最先進的科學檢測方法檢測基因、功能、病理、再配合生活型態的調整，以功能醫學、病裡醫學、基因體醫學、營養醫學、生活醫學的「五合一」的「個人化醫學」，使每個人都能達到最佳的健康狀況。

健康是積極的活力，

不是沒有疾病而已！

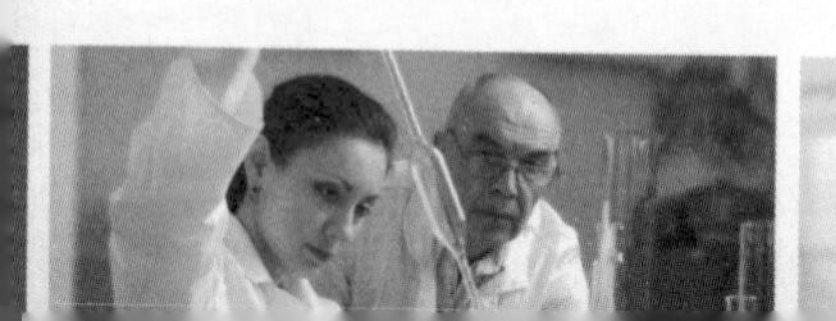

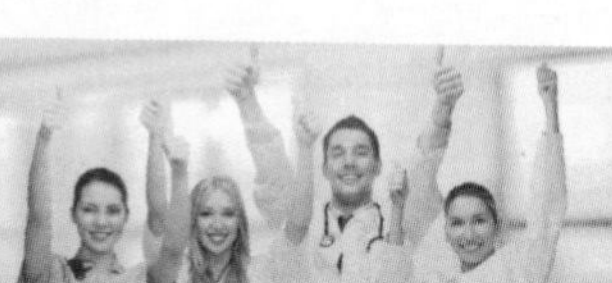

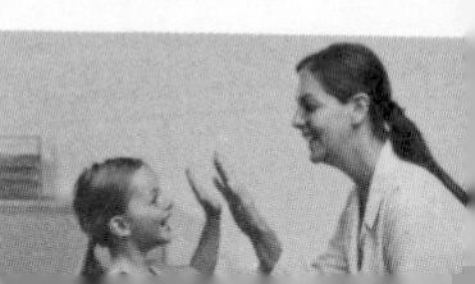

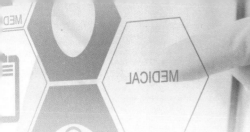

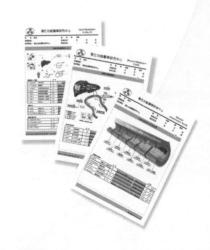

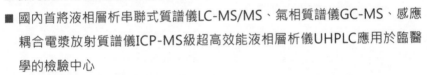

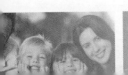

國家圖書館出版品預行編目（CIP）資料

關於高血壓，醫生可能不會說的事：拒絕沉默殺手：高血壓，擊退中風、心臟病、糖尿病和腎臟病的革命性飲食提案 / 馬克．休斯頓(Mark C. Houston), 巴里．福克斯 (Barry Fox), 納丁．泰勒 (Nadine Taylor)；林曉凌譯 . -- 第一版 . -- 臺北市：博思智庫，民 105.10 面；公分
譯自：What your doctor may not tell you about hypertension
ISBN 978-986-92988-6-5(平裝)

1. 高血壓 2. 健康飲食 3. 運動健康

415.382　　105015923

What Your Doctor May Not Tell You About Hypertension
The Revolutionary Nutrition and Lifestyle Program to Help Fight High Blood Pressure

預防醫學 13

What Your Doctor May Not Tell You About **Hypertension**

關於高血壓，醫生可能不會說的事：

拒絕沉默殺手——高血壓，擊退中風、心臟病、糖尿病和腎臟病的革命性飲食提案

原　　著｜馬克．休斯頓（Mark C. Houston）
　　　　　巴里．福克斯（Barry Fox）、納丁．泰勒（Nadine Taylor）
總 審 訂｜歐忠儒
翻　　譯｜林曉凌
審　　校｜李佩璇、賀菡懿
行政統籌｜蔡玉姬
執行編輯｜吳翔逸
資料協力｜劉書竹
美術設計｜蔡雅芬
行銷策劃｜李依芳

發 行 人｜黃輝煌
社　　長｜蕭艷秋
財務顧問｜蕭聰傑
發行單位｜博思智庫股份有限公司
地　　址｜104 台北市中山區松江路 206 號 14 樓之 4
電　　話｜（02）25623277
傳　　真｜（02）25632892

總 代 理｜聯合發行股份有限公司
電　　話｜（02）29178022
傳　　真｜（02）29156275

印　　製｜永光彩色印刷股份有限公司
定　　價｜350 元
第一版第一刷 中華民國 105 年 10 月

ISBN 978-986-92988-6-5

博思智庫股份有限公司
博思智庫粉絲團　Facebook.com/broadthinktank